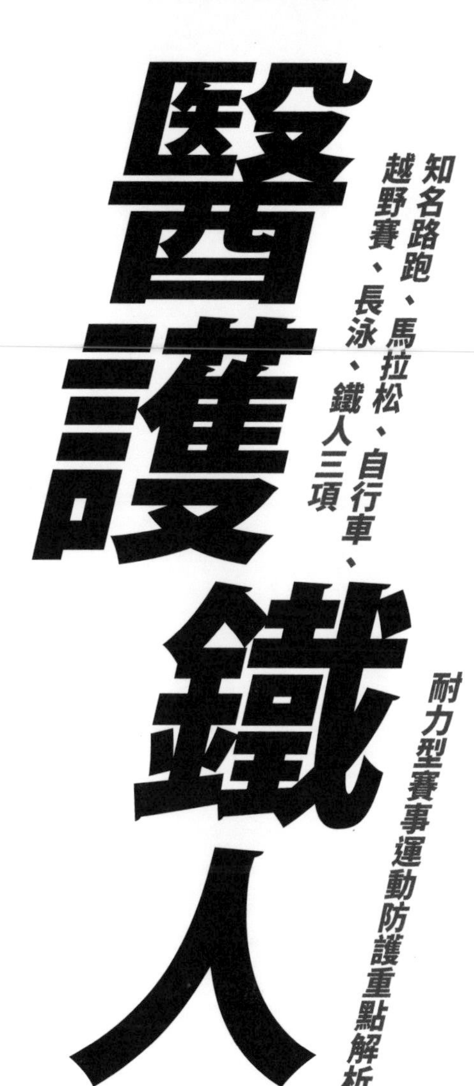

台灣經典賽事全攻略

陳彥良——著

FOREWORD 推薦序

林澤浩

台灣鐵人三項股份有限公司

隨著台灣運動風氣越來越盛行，各類的賽事活動也開始如雨後春筍般舉辦，對於在台灣推動鐵人三項及耐力運動十餘年的台灣鐵人三項公司來說，非常開心見到運動產業的蓬勃發展。不過也因為運動人口及賽事活動越來越多，開始耳聞賽事現場發生令人遺憾事件的頻率有增高的趨勢，這是所有主辦單位最不願意見到的事。做為賽事負責人的我來說，「安全」絕對是舉辦賽事最高指導原則，所有規劃只要和選手安全有所違背的都不會考慮，我們希望每位選手都能快快樂樂參加，平平安安回家，這是我們對於選手的責任，也是對於選手家人的承諾。

然而，一場運動賽事牽涉的場域範圍非常廣，參與的人數也非常多，即使再周延的規劃都還是有可能因為現場臨時突發的狀況而有所疏漏。因此，當年得知彥良有意成立醫護鐵人這個組織時，我表達了全力支持的立場，並且積極利用鐵人公司的賽事提供彼此學習成長的機會，很高興看到了醫護鐵人這幾年的成長茁壯，其提供服務的活動場次更是遍布全台灣，包括路跑、自行車、鐵人三項等賽事，相信台灣的運動賽事加入這群專業又熱血的選手，能創造出更安全的運動環境，也謝謝他們一直以來在賽道上用心地守護大家！

FOREWORD
推薦序

黃柏青

焦耳極限訓練中心負責人

我常常跟鐵人三項學員們說，現在參加鐵人三項的選手都是幸福的，因為市面上專業正確的訓練資源唾手可得，相關訓練資訊在網路都能隨手搜尋到。不像我們以前只能瞎子摸象，或是只能聽信鐵人前輩以自己似是而非的經驗分享，抑或是辛苦地去國外買書來苦讀，也不知道自己理解是否正確。

我也常常提醒大家，每一場成功的鐵人三項賽事中，除了總是跑在前頭、享盡媒體聚光燈的菁英選手之外，其實高達九成以上、訓練不足的業餘選手才是更需要我們去關心的。尤其是許許多多不小心被朋友「推坑」報名賽事的選手，往往在準備不足的狀況下，就要被迫站在場上，跳入完全陌生的水域游泳，以及面對嚴酷的天候考驗，完成不熟悉的騎車與路跑項目。然而，意外總是在這樣的狀況下發生，輕則受傷或是體力透支無法完賽，重則可能就因此失去寶貴的性命。

熱心的彥良成立的醫護鐵人隊，就是要照顧這些廣大的業餘選手們，我們比賽時不能永遠只關注那些菁英選手，只顧著拚自己的成績，卻忽略了這一大群真的需要照顧的選手們。醫護鐵人隊除了熱愛運動而參加賽事以外，在賽場上不以追求自己的成績為目的，而是依照時間分組，讓隊友們能夠隨時關注到賽場上所有身體臨時出狀況的選手。一旦選手臨時出狀況，醫護鐵人就能及時提供協助，至今已經幫助了成千上百位鐵人選手，醫護鐵人的偉大情操值得大加讚許。此書彥良除了分享多年來的寶貴賽事經驗以外，也提供許多選手備賽前需要注意的專業知識，以及如何避免現場可能發生的意外，絕對值得所有鐵人三項選手珍藏的知識寶典。

FOREWORD
推薦序

姚焱堯

運動筆記創辦人

記得在賽道上第一次接觸到醫護跑者的服務，是在2013年的東京馬拉松。數十位的穿著「醫師Doctor」背心的醫師跑者，依據不同配速從起點出發後，順序分布在不同完賽時間的跑者之中。在賽道中，醫師跑者配合眾多騎著BMW自行車、載著AED（自動體外心臟電擊去顫器）裝置，在每一小段固定區間內來回巡邏的EMT醫護人員，補足了固定醫療站之間的盲點，形成一道讓跑者們安心的即時防護網。曾在比賽中親眼目睹前方身體出現狀況的跑者，受到從後方不遠處及時趕來救援的醫師跑者的協助，並在騎著自行車隨後趕到的EMT醫護人員照護下，在比賽中即時得到第一線的醫療照護，至今記憶猶新。

幾年之後，很慶幸在台灣也能看見醫護跑者的身影，在賽道上默默協助守護台灣的跑者。其中本書作者彥良以及洪緯欣醫師等專業醫護人士創辦的醫護鐵人團隊，結合個人對運動的愛好與熱情、以及自身的醫護專業與愛心，在一場場馬拉松及鐵人比賽中，扮演醫護天使的角色守護選手。在此同時，運動筆記網站也用心耕耘醫護鐵人系列文章，持續推廣安全參賽的知識、分享參加各項比賽時經歷的點滴。藉由提供服務或是分享文章，醫護鐵人團隊幫助了無數的跑友與鐵友平安完成挑戰。

這次作者有心將這幾年認真推廣的理念與用心創作的內容，更進一步整理、擴編、系統化集結成冊，嘉惠更多的跑友與鐵友。醫護鐵人與運動筆記網站不謀而合的願景，是希望讓台灣跑友成為最幸福的跑者，大家有志一同在不同崗位，一起深耕台灣的運動文化。

值此新書發表之際，衷心祝福醫護鐵人平台不斷成長茁壯，持續在台灣的賽道上服務跑者，並且散播更大的影響力，以無比的專業及熱情，幫助眾多的運動愛好者安心活動。

FOREWORD
推薦序

段慧琳
主持人／作家

鐵人圈的人際網絡密度很高，經常會發現大家有共同的朋友，但我和彥良並不是透過任何鐵友或跑友而認識的。我們的相遇是在賽道上，而我就是那個貨真價實的、被醫護鐵人拯救的落難者。

那場鹿港馬拉松，我膝蓋舊傷正好復發，但一方面覺得自己應該撐得完半馬，另方面由於我是以「彰化馬拉松嘉年華」代言人的身分出席領跑，因此從鳴槍開始，我還是不自量力地全速奔馳。在距離終點三公里的位置時，我開始自食惡果，大小腿輪流抽筋，即便轉換步兵模式，身體也不聽使喚地疼痛。此時，彥良正從我身邊經過，他非常自然地停下來、帶我做一些伸展與拉筋，並在我稍微好轉後，慢慢地陪我跑進終點。甚至在領完了完賽獎牌之後，他還不厭其煩地帶我做了一套完整的收操。

在那之前，我當然在各種比賽場合看過醫護鐵人，但從沒有像這一刻，對這個角色的存在感受如此之深。彥良不卑不亢、不慍不火的語調，讓人感覺穩定而安心。這對賽道上焦慮又懊惱的我來說，像一道把人推上岸的暖流。我相信，若是對其他傷勢更嚴重的參賽者而言，更像汪洋中的浮木。愛運動、愛挑戰的人很多，但醫護鐵人，他們做的是一件超脫於自我挑戰之外的事。

現在，彥良從醫護鐵人視角書寫了多場賽事，點出人們容易忽略的要點。從他的角度，我看到奮力衝刺之外，健康無傷更是初志。而書中挑選的賽事，場場經典，也讓人不由得意圖循跡、場場參與。我便開玩笑地跟彥良說：「這也算是一本推坑大全喔！」

只是這一次，有了醫護鐵人視角，我們即使跳坑，也更能平安完賽！

FOREWORD 推薦序

劉奕

胡志明醫藥大學震興醫院副院長

「活動活動，要活就要動。」身為一位醫師，每次看到慢性病的病人，總是耳提面命的跟他們說這句話，就是因為知道所謂三高慢性疾病（高血糖、高血脂、高血壓），其實都是跟生活習慣有很大的關係。所謂知易行難，對病人來說要改變已經許久的沉痾是非常困難的事情。對於一位醫師來說，開藥給病人是最簡單的，但如何能不開藥也能把病人病情控制好才是真功夫。《黃帝內經》說道：「上醫醫未病，中醫醫欲病，下醫醫已病。」很多疾病其實是可以預防的。

以往國人往往不重視體育活動，但隨著近年來大家健康意識抬頭，各種馬拉松、鐵人三項比賽逐漸如雨後春筍般興盛起來，瞬間運動變成一種流行。不過在台灣人一窩蜂的背後，其實也隱藏了許多危機。很多民眾不曉得自己的身體狀況或者是缺乏正確的運動知識，就直接參與高強度的活動，以致各大比賽發生憾事時有所聞。

醫護鐵人創辦人彥良發現了這個問題，於是號召一群熱血奉獻的醫護人員，來幫助維護一般參賽者的賽場安全。特別的是，這些志願人員不是只在場邊定點開設救護站，被動的救護，而是真正的跟大家一起參加賽事，在比賽的過程中全程照護大家，可以想見要有多高的體能及大愛才能有這樣的付出。在得知彥良要出這本書的時候，其實我的內心非常激動，因為一般民眾真的需要第一本全方位有系統的好書，來學習如何能夠安全的參加比賽，能夠真正得到身體的健康。

這是第一本針對全台灣目前知名的各大馬拉松、鐵人三項賽事所整理的經驗心得，可以說是彥良的心血結晶，也絕對會對大家有所幫助。畢竟，有人領路絕對比摸著石頭過河安全很多，希望大家都能從中學習到應有的知識，從而使自己的身心更加健康。今天開始就穿上跑鞋，開始你新的健康人生吧！

FOREWORD
推薦序

鄭匡寓
don1don運動媒體總編輯

《紐約時報》專欄作家、知名評論家大衛·布魯克斯在《第二座山》表示，因為受苦而擴大生命意涵的人，有足夠的勇氣將過去的自己賜死。身處於山谷，他們的人生動機已有所改變。他們從「以自我為中心」，轉變為「以他人為中心」。對我而言，彥良正在攀爬第二座山。

擁有企業顧問兼大學講師的彥良，在賽場看見選手的小意外，進而萌生起創辦醫護鐵人的念頭。而當醫護鐵人逐漸成形之後，便努力地讓醫護鐵人的概念傳遞到台灣各處，從小型活動到大型賽事，不遺餘力地推廣，只為了幫助人們有順利、平安地完成比賽。對此不居功的他，試著把夢想做大。醫護鐵人不只改變了他，也改變了台灣運動環境，使環境變得更為安全、選手更不用顧慮，也不用擔心無法順利完賽。

醫護鐵人一年出席上百場運動競賽，用行動寫下了對運動的熱情。如今，這份行動將轉為思想，彥良計劃出版一本從醫護鐵人視角，幫助人們的書籍。除了來自他人的援助以外，未來，或許人們可以透過這本書，昇華並學習成為醫護鐵人，進而幫助其他賽場、活動上的朋友。我不曾問過彥良，為什麼要為此汲汲努力呢？因為能得以幫助他人，這件事，就是他熱心且重視的焦點。

PREFACE
作者序

陳彥良

醫護鐵人顛覆你對運動的看法

有些事不做不會怎樣，但做了會很不一樣。我總是在挑戰自己的極限，努力解鎖未能達到的成就。2013年開始運動讓我感到重生，在2015年完成鐵人三項以後，讓我無所畏懼。而創辦醫護鐵人則使我找到人生的意義。醫護鐵人自2016/09/11創立到2020年共支援了三百多場次，足跡遍及海內外各式各樣的耐力型賽事，過程中醫護鐵人在賽場及訓練學員時所積累的經驗，讓我萌生了撰寫本書的念頭。

希望藉由本書介紹醫護鐵人曾支援的台灣經典賽事以外，亦分享醫護鐵人在賽事安全與運動防護的經驗，讓無論剛接觸運動的新手或是參加賽事的老手，甚至想挑戰極限的專家，都能在書中找到適合自己的賽事，進而無傷完賽。本書介紹醫護鐵人曾支援的經典賽事，從3公里到226公里，以路跑、馬拉松、自行車、越野賽、長泳、鐵人三項等賽事來作為主要分類，再以地區作為區分。除了描述賽事特色，本書也整合醫護鐵人專業醫護團隊的經驗，提供完賽的訣竅及運動防護重點等實用資訊。

醫護鐵人有官方網站，網址是www.ironmedic.biz，內容除了提供本書部分內容的APP下載資訊之外，還會有醫護鐵人相關平台的連結，例如：運動筆記專欄、官方LINE@、FB粉絲團、FB社團及醫護鐵人參賽行事曆等，方便作為讀者參加賽事的參考或諮詢。

本書出版時，含括2019～2020即時資訊，是全球第一本專門介紹台灣耐力型賽事及提供相關運動防護知識的書籍，書內挑選有三年以上的歷史且運動筆記網站中，參賽者評價歷年平均3.7分（滿分5分）以上的賽事；但考慮到賽事日期及地點仍可能有所異動甚至停辦，建議在報名以前，還請查詢清楚。

CONTENTS 目錄

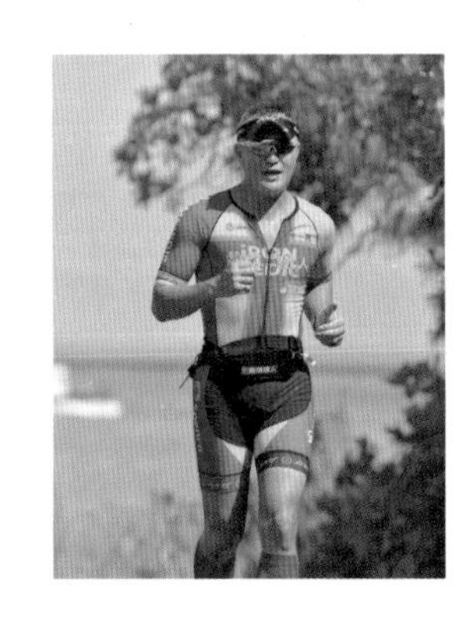

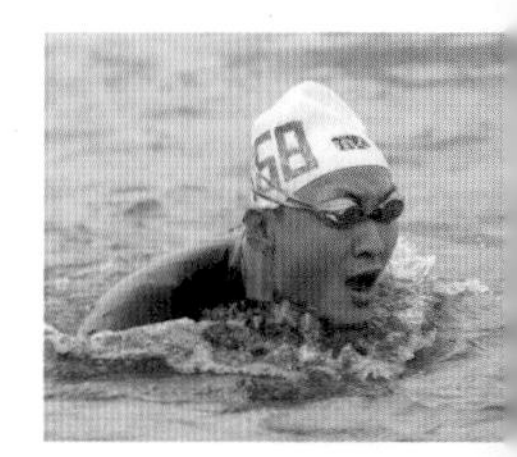

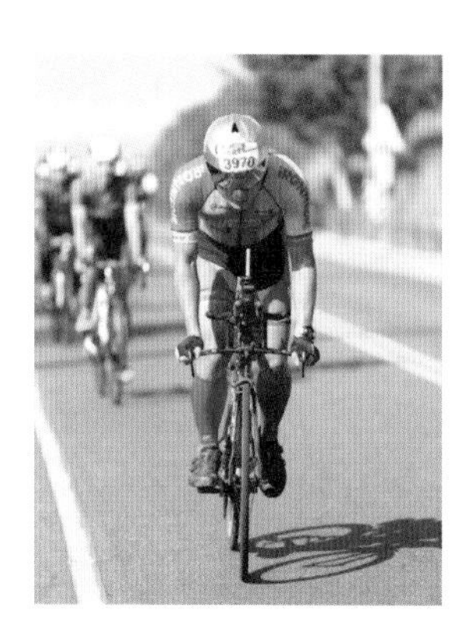

01 CHAPTER

賽道救護一瞬間

1.1 頭痛？中暑！熱衰竭傻傻分不清楚？ tSt嘉義鐵人三項

「嘿！朋友，你還好嗎？」我邊跑邊向一位站在高約2.5公尺防坡堤上的參賽者打招呼，因為事後得知他是一名軍人，這邊就稱他為軍人A吧！一開始我跟軍人A距離較遠，所以看不清楚他的表情，直到他聽到我的聲音之後，緩緩地搖搖頭，這時我心想著：慘了！該不會真的被我碰到了吧！於是，我從原本八分速瞬間以四分速的速度往他的方向跑去，途中我又再度問了一次：「你需要協助嗎？」這時他點了點頭。

「如果再晚一點發現，軍人A可能就會喪命了！」這是事後我從主辦單位得到的訊息，因為氣候炎熱加上極限運動所造成的體感溫度過高，該名選手被即時發現後，從可能致死的熱衰竭症狀鬼門關前及時搶救了回來。事發的所在地位於嘉義布袋漁港，在主辦單位規劃的路跑項目賽道上，沿途並無遮蔽物，所以火辣辣的太陽照射下，往往很不留情地考驗每位鐵人的意志與平日訓練的耐力，因此從參賽者的裝備與反應能力也瞬間能分辨新手與老手之間的差別。老手往往會穿著透氣排汗的三鐵服外加散熱性佳的中空運動帽遮陽，經過補給站時通常會使用大會提供的冰塊與水分替身體降溫，配合補給水與其他能量果膠讓身體的能量系統得以回復。這些看似簡單的動作，卻是經驗與知識的累積。台灣鐵人三項通常在早上6～8點之間開賽，以標準鐵人三項51.5公里為例，游泳1.5公里需要在50分鐘內完成、自行車40公里需要在1小時40分內完成、路跑10公里需要在80分鐘內完成。上述三項含兩個轉換區，最晚必須要在3小時50分內完成。從數據上推算，假設開賽時間是在上午7點，一般市民選手的路跑項目通常都是在9點後才會開始。如果是113公里的鐵人賽，路跑項目則在11點後才有機會開始。

事發當天，我發現軍人A的時間約在上午9點30分左右，除了一邊快跑近20公尺到他身旁，也一邊迅速地觀察周邊的環境及預想可能的對策，所以當他快從堤岸樓梯跌下的那一剎那，我正好能以身體接住並同時呼喊著身旁經過的選手一起來幫忙，當下和三位見義勇為的選手合力將軍人A抬到陰涼及平坦的位置。

過了3分鐘之後，前來圍觀的人越來越多，雖然都想幫忙些什麼，但幾乎都是手足無措，這時候我的思緒反而更清楚。並不是我故作鎮定，而是我不得不這樣表現，取得EMT證照的我，腦海裡這時浮現一幕幕訓練時的畫面，完成初評確認他的脈搏、體溫還有出汗狀態的情況，我清楚知道這個人必須趕緊降溫及緊急送醫，所以一方面讓他採取復甦姿勢並將我胸口的冰塊放到軍人A的腋下，不得不說，軍人A真是運氣好，一百個鐵人當中也許只有我這麼一個不怕醜，會和補給站要冰塊放在胸口跟背後進行跑步的。平常在賽道上塞滿冰塊的我，肚子總是鼓鼓的，但跑起來卻是很涼快。5分鐘過後，軍人A運氣好+1，隊友劉榮根剛好經過，具備EMTP（高級救護技術員）的他，聽完我的初評跟觀察軍人A之後，完整地在救護車到達之前協助與完成交接，這時前後不到15分鐘。

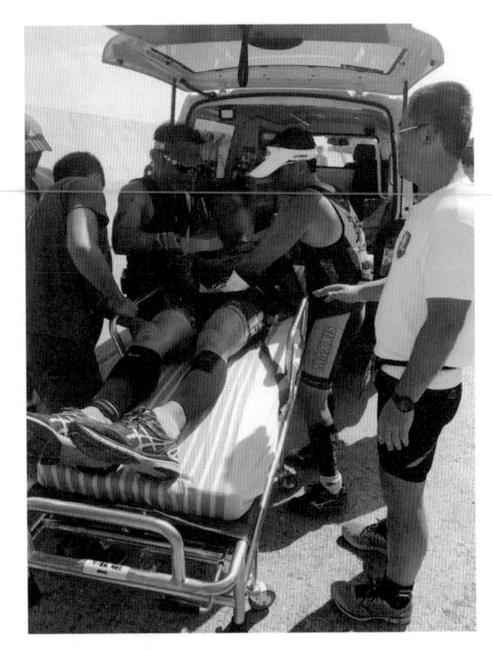

tSt嘉義站搶救回一命的參賽者
圖片來源：醫護鐵人提供

現在回想起來，或許軍人A能被及時救助實在很慶幸，但是如果當下他自己覺得身體不適，特別在日曬後感到頭暈甚至頭痛時，就停下腳步尋求工作人員的協助，或許熱傷害的程度會減低許多。該怎麼樣進行防曬降溫及如何對自己做出簡單的體徵評估，更是比追求成績的過程之中更重要的事。但坊間卻鮮少有類似的文章或書籍提供相關的資訊，甚至在醫護鐵人成立之前，也沒有相關醫護組織對參賽者提供公益性主動關懷，及非侵入治療協助鐵人三項的極限運動賽事。所以本書的誕生，就是希望透過醫護鐵人在賽場上實際救護的實例，外加運動防護的概念，讓更多喜歡運動的人除了破PB（Personal Best最佳個人成績）外，也能一路運動到老。

醫鐵小學堂｜鐵人們的耐熱訓練

相信不少鐵人跟跑者都曾聽過要在夏天進行「耐熱訓練」，也因此常常會看到有人選擇在夏季最熱的中午時段，頂著大太陽去騎車跑步，甚至還有間歇訓練的，但這樣做真的會提升效率嗎？

首先，讓我們了解耐力訓練的動機是什麼？第一，夏季運動表現往往較冬季差，因此許多人刻板印象認為夏天訓練成績如果能像冬天一樣好，那麼冬天來時破pb是垂手可得的事情。第二，鐵人賽往往在夏季舉辦，所以鐵人們為了有好成績，常希望能克服耐熱的問題。根據2015年發表於*Medicine and Science in Sports and Exercise*期刊中（*Effect of Heat and Heat Acclimatization on Cycling Time Trial Performance and Pacing*）對於自行車選手熱適應訓練下功率與運動時間關聯的研究，透過下圖我們先來解讀一下其中的意涵：

第一，這個研究背景先在低溫8-9度的丹麥，進行耐力訓練前後的選手個人計時賽中踩踏瓦數的測試（TTC）。

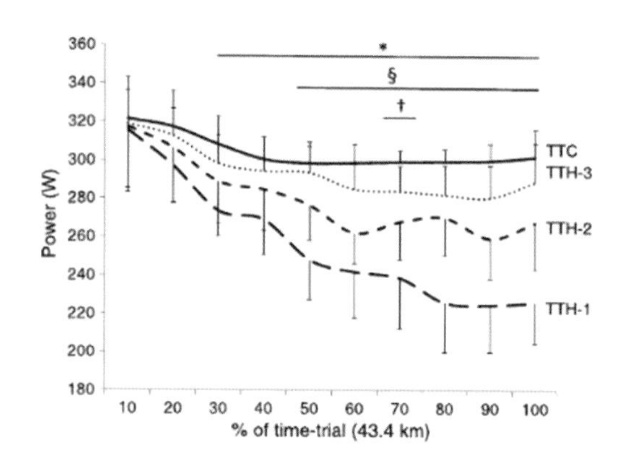

對於自行車選手熱適應訓練下功率與運動時間關聯的研究
圖片來源：*Medicine and Science in Sports and Exercise*期刊

第二，圖中的TTC是在移訓至卡達（Qatar），高達36-37度的高溫環境裡第一天所做的測試。

第三，TTC2與TTC3分別是在卡達進行耐熱訓練下，第六天及第十四天的結果。

從上圖數據中我們可發現一些耐人尋味的地方：

a. 溫度突然轉換（尤其由冷轉熱），確實對運動表現有顯著的負面影響，特別是運動距離越遠，差異越大。

當我們進入到較炎熱的環境運動時，心率及核心溫度會比平常來得高，在濕熱環境進行訓練後，心血管及核心溫度可以在熱刺激後7天適應，8至14天期間排汗率會開始明顯提升，這也代表身體的散熱機制開始提升，進而說明身體有能力在高溫的情況下進行高強度的有氧耐力訓練。

b. 人體對溫度適應能力會逐漸提升

從TTC1到TTC3之間其實只有經過短短14天，但經過兩週的耐熱訓練後，TTC3與TTC的數據已經相當接近了。假設幾個月後要參加一場炎熱的賽事，耐熱訓練可以規劃在賽前兩週左右開始實施即可。當距離比賽時間越遠，越需要的是一個能提升自己最大體能的舒適訓練環境，以避免熱傷害的風險。

關於耐熱訓練，有哪些防護措施呢？

補給

建議選擇方便補給的地方，最好有販售冰塊及冷飲的超商附近，或自備冰桶在操場上亦可。補給中除了補充含有電解質的運動飲料與鹽礦物錠之外，還要有補充能量的BCAA果膠及飲用水。

一般運動是建議15～20分鐘補充一次100～200cc的水分，如果是耐熱訓練，可能要改成10～15分鐘補充一150～300cc的水分，每小時應該補充400～800cc的水分。而且最好是運動飲料＋鹽礦物錠，因為運動飲料是等滲透壓（與人體體液相近），更能被人體收吸，平衡因大量流汗的電解質失衡情況。

裝備

建議裝備心跳帶或心率錶來準確調整配速，隨時觀測心肺負荷及身體狀況。

再來可以配戴中空帽及太陽眼鏡，

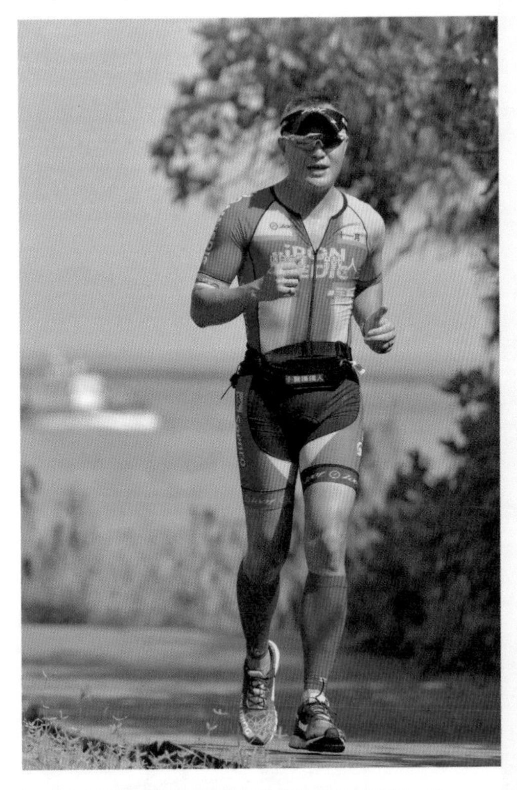

中空帽與太陽眼鏡是預防熱傷害的最佳裝備，建議平時就要習慣戴太陽眼鏡與中空帽
圖片來源：醫護鐵人提供

還有穿著吸濕排汗的運動衣褲，將有效遮陽及降溫。因為常曝曬在大太陽下，不但容易曬傷，更加速皮膚老化及罹患皮膚癌與造成眼睛病變的風險性。眼睛長期在大量紫外線照射下，日積月累容易引起黃斑部、視網膜病變及白內障，甚至會有失明的風險！尤其是不戴墨鏡與中空帽的選手。

最後，務必要記得防曬。

訓練

人體雖然對高溫環境能慢慢適應，但隨著運動時間越長，衰退幅度還是會比在低溫環境下來得更快。

綜合上述，對於耐熱訓練的建議如下：

1，耐熱訓練建議賽前14天左右開始進行就好，在濕熱環境進行訓練後，心血管及核心溫度可以在熱刺激後7天產生適應，8至14天期間排汗率會開始明顯提升，這也代表身體的散熱機制開始提升，進而說明身體有能力在高溫的情況下進行高強度的有氧耐力訓練。

2，當距離比賽時間越遠，越需要的是可以一個能提升自己最大體能的舒適訓練環境。

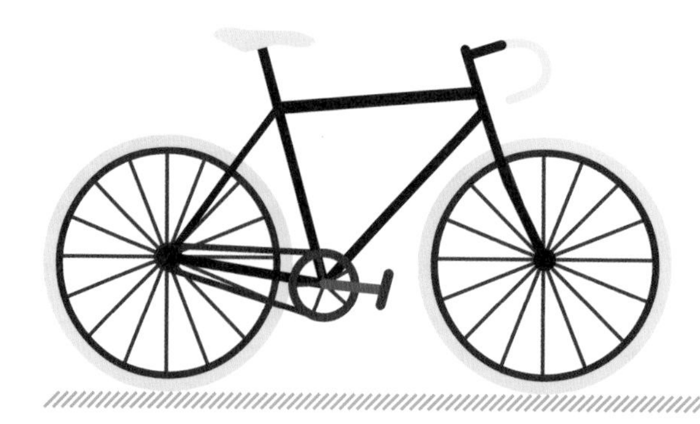

1.2 溺水時除了大喊你能做什麼？ weight墾丁鐵人三項

11月～11月～11月，當你在大海游泳時聽到有人不停地在呼喊你的外號，你會怎會樣？（1）遇到鬼！趕快跑，游快點？（2）應該是幻聽，忽略他？（3）停下來！哪怕到時候有人拉你的腳？

沒錯，當我在海中不停聽到有人呼喊我的外號11月時，第一次還以為是幻聽，第二次開始覺得毛毛的，但第三次我趕緊停止往前游，然後原地踩水後往回呼應：「誰在叫我。」說時遲那時快，就在我左後方20公尺處看到有人揮舞著雙手載浮載沉地向我招手。

當下，我三下做兩下划，快速地往岸邊的方向游去。靠近約四個手臂長的距離之後，我迅速抽出腰間的充氣式魚雷浮標遞給溺水者，並且等到救生員抵達，確定溺水者無礙後，我便繼續後面的任務賽事了。賽後，我主動尋找並關心那名溺水者後，才知道對方也是一位資深鐵人，只是因為穿上剛購入的全身式防寒衣，在尚未下水試游的情況下，就直接穿著它上賽場了。沒想到才剛游出250公尺後就覺得防寒衣太緊，甚至勒住脖子感到難以呼吸，一時緊張便呈現溺水狀態了。正好看見同是FB好友，但素未謀面的我，知道我是醫護鐵人，所以情急之下便大喊我的外號呼救。

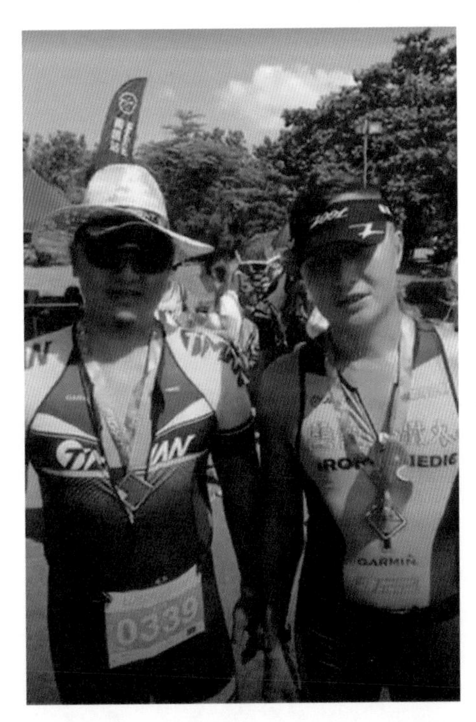

2017年10月28日筆者第三十三場鐵人三項，與墾丁WeFight鐵人三項賽事中在游泳項目鬼門關前走一遭的選手合照
圖片來源：醫護鐵人提供

醫鐵小學堂｜防寒衣不能只有穿帥比美！

防寒衣的功用主要是保暖、隔絕低溫、增強浮力、防曬、防止水母的螫傷甚至腳滑、跌倒，或是在浪區被浪沖倒、打滾，有穿防寒衣可以增加保護性。因此防寒衣遂成了鐵人的第二件戰袍，防寒服的款式有兩節式、連身有袖、連身無袖、浮力褲四種。因為防寒衣不易穿脫，建議穿著時可以用塑膠袋套腳踝或是手腕上，這樣便不會被防寒衣的NEOPRENE材質影響，便能滑順地像穿著日常衣物一樣的簡單。穿著後檢查是否有服貼於胯下，並檢查肩膀是否能順利垂直上舉，如果感到卡卡的或緊繃，可先將單指手臂舉起讓身體呈現L字型，再將防寒衣由手腕部分向肩膀逐步拉近。以上就緒後在開賽前要進行試游，試游完請記得要上岸將身上的水分由腳踝及手腕擠壓排出，確認脖子及四肢等處是否造成不適？並在上岸時擠壓排出防寒衣內多餘的水分，使其與身體更加服貼。

上岸後可先將上半身的防寒衣脫下，為了避免在長泳後轉換跑步肌群的不適，或者脫下防寒衣時導致的下肢抽筋，建議到達轉換區後再脫下半身即可。脫下時可手腳並用先將防寒衣踩在地板上，先拉出一腳，另一腳再順勢拉起即可。

根據實戰經驗，筆者建議比賽時穿著浮力褲即可，因為多數新手在游泳時往往是核心肌群與技巧不夠，導致下半身過於下沉造成重大的阻力來源，浮力褲不僅能克服此一問題，關鍵是好穿脫，節省時間又可避免穿脫時發生抽筋情況。

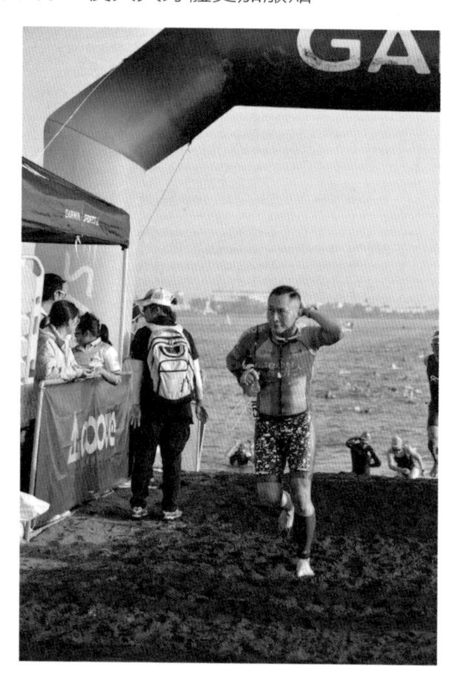

浮力褲是游泳項目的好幫手
圖片來源：醫護鐵人提供

1.3 四面八方的湧浪生死一瞬間！LAVA墾丁鐵人三項

2018年12月8日我在鬼門關前走一遭，幸好生死簿上我的時間還沒到，否則我這生平第40場鐵人三項賽事，大概就直接領便當了。這場比賽讓我第一次感受到大自然的威力與大海的無情。這場比賽共分為三種賽制：「226公里鐵人三項（個人／接力）」、「113公里鐵人三項（個人／接力）」、「515公里鐵人三項（個人／接力）」。

「226公里組」和「113公里組」於清晨6點出發，「515公里組」則特別安排於中午出發。海泳下水地點是海口港沙灘，原定開賽前兩個鐘頭，仍是平靜無風頂多有點小飄雨，看不出任何異常，我一如過往地前往轉換區將參賽物資收好，直到入口處卻發現原本固定在置車架上的百台自行車，已在前一晚的強風吹襲下東倒西歪，這時我隱約感受到落山風的可怖，帶著忐忑不安的心，趕在轉換區關門前，往不到三百公尺的游泳起點的拱門前進。上午6點20分主辦單位在觀察海象及天色無虞後，113公里的超半程鐵人準時開賽。

因為身為醫護鐵人要照顧參賽者，我選擇蛙式為主要進行方式，一來可以觀察左右是否有溺水者，二來遠方定位也相對清楚，發生偏離航線的機率也較低。但沒想到入水後的3分鐘，局面急遽惡化，瞬間的狂風在海上吹起了層出疊見的浪花，瞬間颳起的落山風不僅讓風雲變色，更讓原本透出曙光的天空掩上了一層層烏雲，誇張的是在它的肆虐下，我從沒碰過的湧浪也在此刻出現了，四面八方的浪花讓我不管怎麼換氣都會被海水嗆到，暗流更不留情地將我的身軀往水道外帶去。

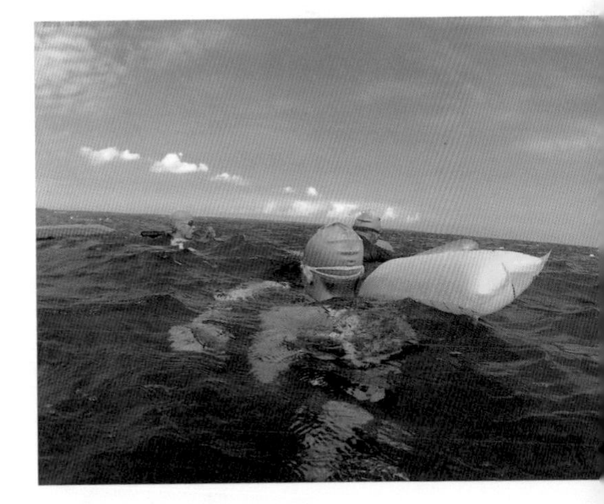

裝備充氣式魚雷浮標的醫護鐵人
圖片來源：醫護鐵人提供

就在離岸300公尺處，我感受到一種水中鬼打牆的感覺，無論我變換蛙式還是自由式使勁地游就是無法前進。為了能讓自己緩口氣，我放棄了絕不停下的原則，改為原地踩水觀察四周，然而這一踩卻讓我連勇氣都踩掉了，因為浪越來越大，好幾度都快要將我滅頂，正當我猶豫是否要打開腰間的Restube瞬間充氣式魚類浮標繼續前進時，突然之間聽到身旁呼救的聲音此起彼落，仔細一看，原來停下腳步的不是只有我。

在我眼前10公尺附近就有三、四名抽筋溺水的呼救者，當下我不假思索地立即抽出腰間的魚雷浮標，一氣呵成地拔下上頭氣瓶的插銷完成瞬間充氣後，遞向最近的一位呼救者，並幫他取下泳帽揮舞呼救，直到水上救生摩托車前來支援，待該名選手平安被載走之後，我再次轉身將魚雷浮標遞給另外一位呼救者，而這時候我察覺自己連踩水都開始有點困難了，所幸其他溺水者們迅速地被主辦單位的救生團隊依序救起，最終周遭居然只剩下載浮載沉的我。眼看風浪越來越大，當下我的腦海只有一個想法，活下去！快撤！否則你可能會有危險。這樣的海況，如果自己都無法完成，大概也會有60%的人會棄賽吧！

游回岸上的途中，多次大浪襲來將我打進海裡，而身邊唯一的救生工具卻已經給別人的情況下，只能暗暗叫苦，生死一線之際，心中裡突然有個念想：「我該不會死在這裡吧？」在這生死一瞬間，我告訴自己：「別慌，冷靜下來。」如果此時亂了手腳反而容易導致抽筋或換氣過度，於是我奮力向上一躍，使勁地讓身體的三分之一離開海平面後，用力地吸了一大口氣再往海裡深深潛入。在海平面下，因為感受不到海上的波濤洶湧，一顆躁動不安的心因此穩定了不少，求生的鬥志也隨之旺盛了起來。

找到自己的節奏以後，回去的路反而清晰且簡單多了。事後回想，如果當時沒有在那千鈞一髮之際做了游向岸邊的果斷決定，或許早已命喪黃泉了。若你問我如果時光能再倒流，我是否會做出不一樣的選擇，將魚雷浮標留在自己的身旁不給溺水者？我想，我仍舊會做出同樣的決定，畢竟我是醫護鐵人。

醫鐵小學堂

許多三鐵比賽不允許攜帶魚雷浮標參賽，或是攜帶後需要安排在最後才下水，使得許多新手選擇不帶魚雷浮標。其實海上突發狀況很多，有備無患還是比較好，建議可以攜帶充氣式魚雷浮標，有需要時再拉開氣瓶瞬間充氣即可，未使用時掛在腰間在水中也感覺不太出重量，建議大家可以嘗試看看。

而離岸流也是本場賽事的重點，大家印象中的浪都是將海水推向岸邊的情況，但也有反方向的浪將海水帶回海中，而這股力量就是離岸流，泳者只要一不留神，不到1分鐘的時間，離岸流就能把你捲入海裡。平時如果用肉眼觀測海浪，請特別關注有海浪跟浪花之外，看起來沒有波浪、風平浪靜的地方，正是因為那裡有捲回海中的離岸流。下水時一定要避開這個區域，如果不小心碰到離岸流時，建議採取以下步驟：

步驟1｜不要驚慌，以仰漂或水母漂方式自救。

步驟2｜不要逆著離岸流游回岸，要觀察離岸流的「邊界」再游出海流。

再厲害的高手也難敵離岸流的流速，當碰上離岸流時需觀察離岸流的「邊界」（通常是離岸流流向的左右兩側），也就是往白色浪花處游去，進入打向岸邊的海浪藉勢返回陸地，就有機會逃脫離岸流。

步驟3｜取下泳帽舉手求救

只要報名游泳相關賽事，大會幾乎都會提供泳帽，一方面方便辨識，另一方面在廣闊的海域中，與其大喊倒不如在危難時取下泳帽揮舞，吸引救生人員的注意。

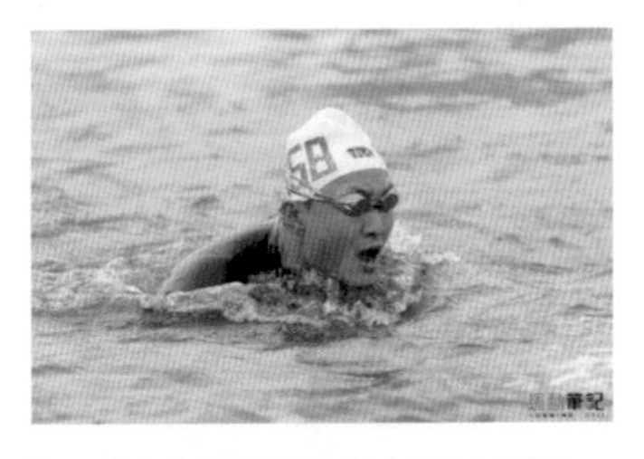

泳帽可以讓大會工作人員快速辨識
圖片來源：運動筆記

1.4 CPR肋骨一定斷？XTERRA賽後驚魂

2019年03月31日是我這輩子永生難忘的日子，除了因為前一天在沙灘上腳趾扭傷勉強完賽XTERRA越野鐵人三項以外，隔一天回程時，順道前往四重溪溫泉公園泡腳療傷時，居然還發生幫忙陌生民眾CPR的驚險事件。

有人曾經跟我說：「你創辦醫護鐵人投入公益真的好棒！你們在賽場上幫助許多人。」當我聽到這類的讚許時，我往往只是謙遜帶過，因為說是輕鬆但執行時往往面臨考驗。例如在賽場外遇到有人發生危難時，醫護鐵人救還是不救？我跟醫護鐵人們的下意識回答肯定是：「當然救！」因為人道救護不應限定地點，這是創辦醫護鐵人的初衷。

這話說的時候倒是好聽，但老天爺真正給予考驗時，還真是令人心驚膽顫。

下午4點25分，微涼的天氣搭配天然的溫泉，我正微瞇著眼享受在大賽完後的小確幸，突然間身旁的家人搖著我的肩膀，指著15公尺遠處的石道斜坡，一群人圍著躺在地上的一位老者。這時家人問我要不要過去看一下，我不假思索直接套上鞋子飛奔過去，圍觀的群眾看著我穿著醫護鐵人的外套後，也瞬間讓出了一個空位，我根據

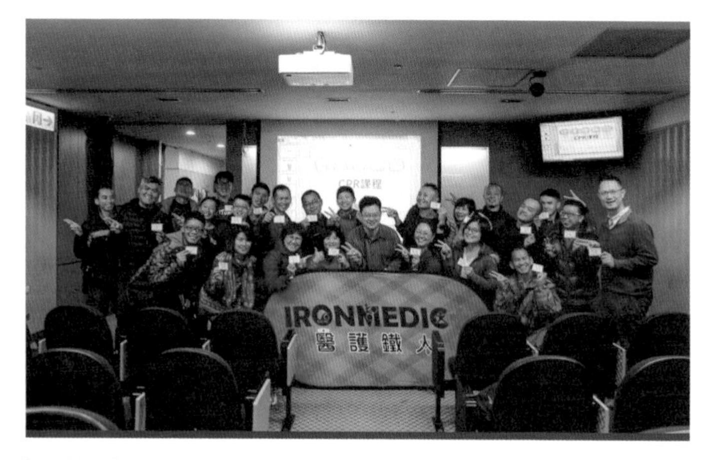

具備醫護相關證照且通過BLSI基本救命術指導員的醫護鐵人們
圖片來源：醫護鐵人提供

EMT訓練裡的標準作業，第一時間確保了現場環境安全無虞後，我開始呼喚昏倒在地的老者，並輔以拍肩，確認無反應後，一方面我請圍觀的群眾協助通報119及就近拿AED過來之外，另一方面我進一步檢查患者頸動脈有無脈搏反應，再將頭貼近患者口鼻處檢查有無呼吸，且同時眼觀他的胸口有無起伏，嘴裡喊著，一千零一、一千零二……約經過十秒的觀察後，患者仍呈現無脈搏、無呼吸的情況。

這時我心中出現了OS：「該不會真的讓我遇到OHCA（到院前心肺功能停止）了吧？我只不過是來泡腳而已好嗎！」

雖然平日訓練有素，但真正面對這樣的情況，卻是頭一遭，看來真的得採取CPR了。

但眼前看似約75～80歲的老者卻讓我猶豫不決，因為老年人骨質疏鬆，對老者操作C.P.R.時，難免會有傷害，嚴重甚至肋骨骨折的風險。但凡有經驗的都知道，心跳停止後4分鐘內施行CPR，有43%的患者會活下來，但若沒有施行CPR及AED等急救措施，心肺只要停止6分鐘，腦細胞就會造成永久性損傷，如果是10分鐘後才送至急診，其存活率將低為2%。

人命關天，加上台灣緊急醫療救護法第14條之2「善良撒瑪利亞人法」救人不受罰的條款保障下。我立刻決定採取CPR，這時患者的臉色也開始由白轉青，無暇多慮，我雙手交叉相扣對準患者兩乳頭連線中間，以掌根施力，手肘打直垂直下壓，胸部按壓至少5公分深，同時節奏式的喊出：一下、兩下、三下……十下、十一、十二、十三……二十九、三十，在短短18秒內做足三十下後，我已經滿身大汗，眼看第一輪無效，我打開患者呼吸道，檢查口中無異物後。開始第二輪CPR的循環，說真的，我從來沒感受過這須臾的數秒居然是如此地漫長，我口中唸唸有詞：「老人家呀，這是我生平第一次幫人CPR，拜託你活過來，別走呀！」

生死交關，深怕人若沒救回自己的心中也會留下永遠的遺憾，在第三輪結束後，豆大的汗珠不斷地沿著我的額頭低下，原本要換人CPR了，但眼看沒有人願意接手，且患者仍處於未甦醒狀態，直到我快萬念俱灰持續第四輪CPR時，終於奇蹟出現了，患者似乎大夢初醒一般，忽然深深吸吐了一口氣，人終於活過來了。那一瞬間，緊繃神經的我心中大石也隨之放下。活了，活了……老天爺，你給我的任務，我完成了！

醫鐵小學堂

本篇筆者使用的是民眾版CPR，口訣為「叫叫CAD」，雖然最後因患者提前在CPR階段急救後恢復呼吸，沒有使用自動體外心臟去顫器（AED），但還是幫大家複習一下，民眾版的「叫叫CAD」，與2011年台灣衛生署的新版CPR急救法「叫叫CABD」差異處僅在B（Breathing）的人工呼吸2次。民眾版的「叫叫CAD」主要是為了避免施救者在施救的過程中，因患者而發生其他未知的感染風險。

「叫叫CABD」的步驟如下：

① 叫：確定病患有無意識。

② 叫：請人撥打119求救，並拿AED過來。

③ C（Circulation）：施行胸外心臟按摩，壓胸30下。技巧為：

用力壓：成人按壓深度至少為5公分，避免按壓過深，如超過6公分。

快快壓：至少每分鐘100～120次的按壓速率。

胸彈回：確保每次胸部完全彈回。

莫中斷：盡量避免按壓中斷。

④ A（Airway）：打開呼吸道，維持呼吸道通暢。

⑤ B（Breathing）：人工呼吸2次。

⑥ D（Defibrillation）：電擊除顫，依據機器指示操作進行急救。這邊要特別提醒大家的是AED主要在患者脈搏停止時使用。它並不會對無心率，即心電圖呈水平直線的傷者做出電擊。換言之，使用去顫器並非讓傷患者恢復心跳，因此AED電擊完以後需要立刻持續進行CPR心肺復甦術，直到病患恢復正常的心跳脈搏或救護人員到達現場，再改由救護人員急救。

1.5 開賽前腳趾插在沙灘上就扭到！XTERRA鐵人三項

每次在大賽前夕，我總會習慣性將自己保護得很好，因為我就曾在2015年10月30號墾丁IRONMAN113公里超半程鐵人三項開賽的前三天，在家裡走動時一不留神，右腳的小腳趾踢到客廳通往廚房地板上的小門擋，當場真是痛到不行。

有別以往踢到腳頂多是痛一下下，或稍微的瘀青。這晴天霹靂的一踢，竟然讓小腳趾腫得像個甜不辣一樣。但好勝心強的我加上又是生平第一場113，說什麼也不想棄賽，更何況還是因為這麼瞎的理由。於是心不甘情不願地到骨科照了X光之後，醫師初步判斷是小腳趾偏移錯位，但骨頭沒有裂傷所以不用打石膏，建議用冰水浸泡冰敷搭配消炎藥跟三個月的休息後就會恢復。

鬥志頑強的我，怎麼可能讓自己錯過這場比賽。於是二話不說便轉頭去找了熟悉的整復師，硬是將小腳趾頭喬了回來，雖然隔天減輕不少疼痛感，患處也有稍微消腫一些，但是仍瘀青一片。然而就在這樣的情況下，我仍舊堅持參賽，想著能完成多少就完成多少，沒想到這一個念想，居然就讓我完賽了，但代價是後續我連續復健了半年。

那麼，這次的XTERRA鐵人三項又是怎麼一回事？要說我沒學乖，其實也不是，有時意外發生的當下還真是令人措手不及騎虎難下。2019年3月30日早上6點，我跟鐵人們在風光明媚的墾丁小灣一邊閒聊著一邊等待

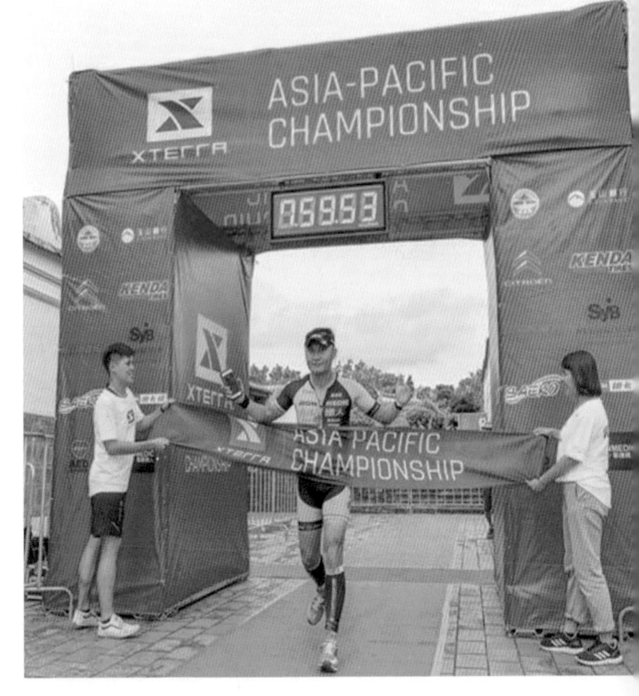

2019年護送最後一位參賽者進終點的筆者
圖片來源：醫護鐵人提供

著開賽，小灣沙灘踩踏起來特別柔軟，微熱氣溫搭配著淡藍螢光色系的海水色澤，看似冰涼的海水讓人好想立刻衝進海裡游泳。小孩子氣的我，輕輕用腳趾抓著沙，享受這片刻的悠閒，就在此刻，意外卻發生了。我的腳前掌小趾就在插入沙中的那一剎那扭傷了，眼看要開賽了，這時也找不到人替補，而且醫護鐵人的鐵律就是要完賽跟助人，所以我便硬著頭皮參賽了，一路上我想盡辦法避開受傷的部位，還要假裝自己沒事繼續幫助人拉筋跟舒緩，最後在主辦單位距離加量不加價的情況之下完賽。老樣子，這次一樣事後花了三個多月的時間復原，因為腳趾受傷後仍免不了走動，所以恢復也特別緩慢。

沒想到以身作則的我，居然還有意外的驚喜，在賽事結束當晚的選手晚宴上，不僅榮獲XTERRA全球總裁親自頒獎，還得到一只上萬元的運動錶，只能說好心有好報，下次會不會所有醫護鐵人都有樣學樣，想辦法奮戰到最後一刻才進終點？

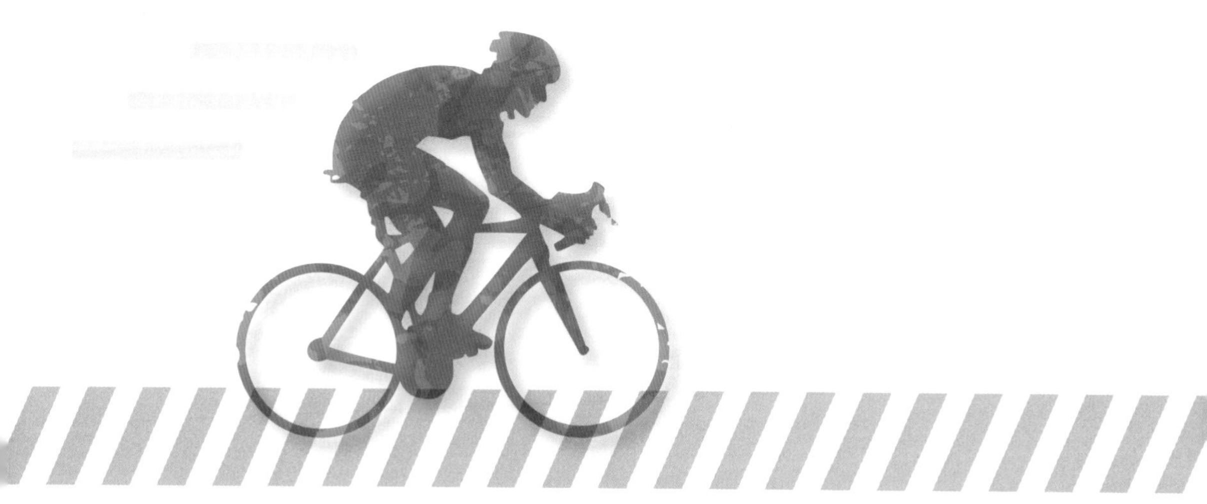

醫鐵小學堂

腳趾踢到東西時痛徹心扉！

當腳趾踢到東西時，因為腳趾上「傷害感受器」的末梢大量神經纖維同時被刺激，「疼痛信號」在脊髓整合併後傳到大腦，擴大了痛楚感。

本次XTERRA傷後引發就是更進一步的腳趾頭的傷痛——前足蹠痛症（Metatarsalgia）。其發生的位置在位於腳底前部蹠骨頭，腳趾與腳掌相接之突起處。發生的主要原因為：

・以前腳掌與踮腳尖施力或常跑跳的運動員，長期壓迫足底韌帶及筋膜或腳底張力過大，卻沒有適度舒緩。

・女性經常穿高跟鞋或高弓足者。

・糖尿病、高血壓、高尿酸相關疾病患者等。

治療方面，在疼痛劇烈的急性期時，可以先局部間歇冰敷數小時，再採用熱水浸浴或熱敷等熱療或口服非類固醇止痛消炎藥，可降低軟組織或骨膜的發炎程度。後續復健可以針對太緊的腳掌肌肉或足跟肌腱做拉伸運動，或使用蹠骨墊（metatarsal pad）降低蹠骨頭所受的壓力。進一步治療可參考低能雷射治療及超音波深部熱療，達到減輕疼痛及加強復原的效果。

建議讀者平常居家時應有穿著拖鞋的習慣，外出則盡量以鞋子為主，在鐵人三項及長泳開賽前穿著可環保可丟棄式飯店用拖鞋，這些都是可以預防腳趾在不經意下踢到東西的預防措施。

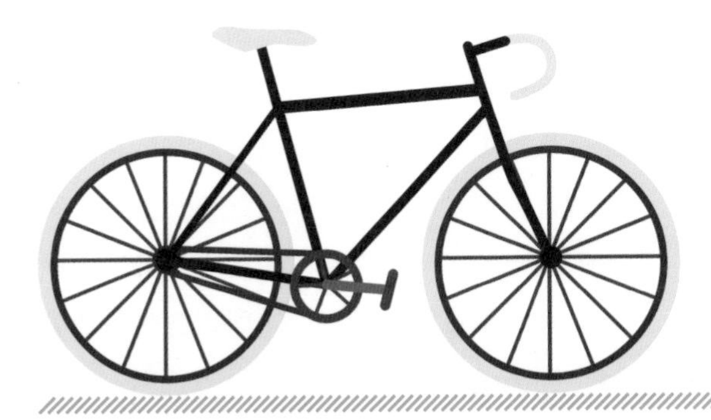

1.6 53重齒爬12%險坡 台中時代騎輪節

「平路用重齒，爬坡變輕齒」聽起來再正常不過，但在控制大盤的前變速器壞掉時，卻是一種奢侈。2019年11月24日天氣晴，一路上在一些急轉彎路口發生零星的事故，我跟醫護鐵人們停下來協助處理（例如：交管在規劃上沒有拉長安全警示距離，導致有選手摔車），整場賽事並無重大的事故，加上路線經過高美濕地沿途的美景，讓當天的騎乘格外愜意，特別是60k左右的海天一線搭配風力發電風車的景緻，踩踏起來更是格外的爽快。

但老天爺似乎特別喜歡挑在這種時候跟我開玩笑，當我想要切換齒比改換輕齒，在維持現有的迴轉速繼續輕鬆前進享受之時，突然發現愛駒的SRAM電子前變速器失靈了，原本53／39的大盤不曉得發生什麼事，無法從53齒切換到39齒，為了避免出現更多的意外，我嘗試停下進行檢修確定機械故障（以下簡稱機故）影響的範圍。在逐一檢查是否有異物干擾跟控制前後電子變速電力耗盡的情況後，發現皆無異常，我只得暫時評估為電子變速與控制器地之間的連線設定跑掉了。

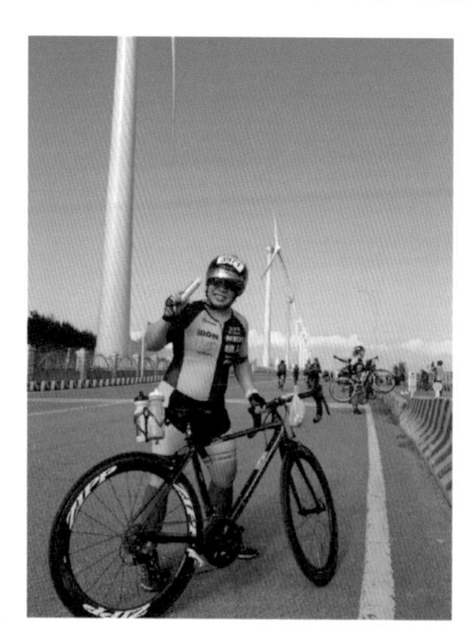

高美風車大道的迷人景色
圖片來源：醫護鐵人提供

這下可好，我回想了一下賽事秩序冊裡的路線，除了後面還有40多公里的賽程待完成以外，重點是本場賽事的經典路線藍色光路將在80公里後隆重登場，幸好前一年我有同場的參賽經驗，知道一路上的難易，索性放寬心繼續往前進。藍色公路其實是台中大肚、龍井等沿海城鎮進入市區的連接山路，並不是實際的路名，主要是因為整條路的路燈皆為藍色，當夜晚來臨沿路亮起街燈，串起的藍光像是一條閃耀的藍寶石項鍊，時而蜿蜒時而筆直穿梭於山間，所以有「藍色公路」的美名，但在單車界之所以著名，主要是那總長約為3.5公里，總爬升約226 m平均坡度是7%，但其中卻暗藏12%的險爬坡。整體路線分成2段，第一段是從大肚山腳下開始到中間的橋梁，長度約2km；第二段為過橋之後往上到達頂端藍的有料餐廳，長度約1.5km。這也是本賽事中最難的挑戰關卡，許多選手往往因為長途奔襲使得電解質失衡或是因肌力不足，往往就在這半路定竿或是抽筋倒在路旁。這裡除了有救護機巡會在此定點巡邏之外，眾多支援的醫護鐵人們也會在此主動幫選手們拉筋或提供其他非侵入性治療，而主辦單位都會貼心地在這邊設立回收車，載送棄賽的選手回終點。

雖然筆者常將以賽代訓掛在嘴邊，但平日還是會挑一些3～5公里的爬坡山路，用53／12的重齒比以50～60的迴轉速進行重踩攻頂，這樣的訓練相較於平路騎乘可更加強臀部肌群的強化。有了這樣的準備，面對後面的藍色公路我相對也多一份信心。但當畫面來到藍色公路的入口看到了12%的險升坡警示牌時，我還是深深地倒抽了一口涼氣，畢竟這跟平日自行車與身體狀況良好時不同，在騎乘80多公里後我不知道是否還能在大盤鎖死的情況下順利完成。不死

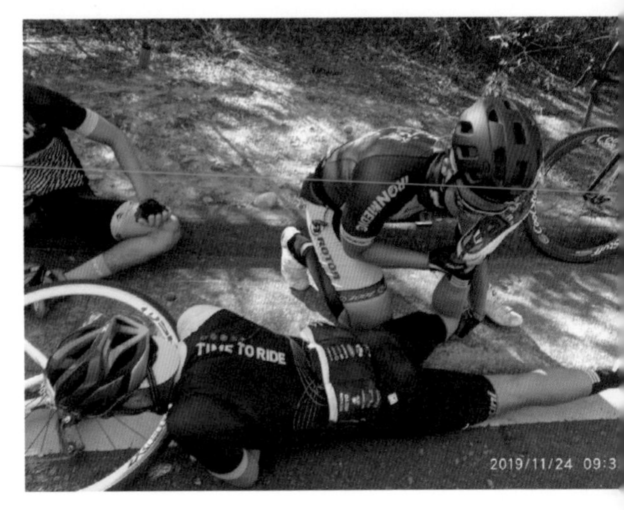

醫護鐵人呂楳晉正在提供非侵入性治療給參賽者們
圖片來源：醫護鐵人提供

心的我選擇停下腳步在山下入口處旁，一個指示牌上面清楚寫著「2km險升坡，12%」，想盡辦法將大盤從53齒掛回39齒，但不管怎麼努力，前變速器就是動也不動，這時突然懷念起傳統的線控變速器。賽後跟277自轉車競佐訓高雄店的教練蔡曜宇請教後才知道，原來如果當時我再繼續蠻幹，前變速器應該就壞了。相對的，前變速器上頭有個小按鈕，可以處理無法遙控變速器時，可以進行手動調整。

既然機故已成事實，我選擇在入口兩百公尺處大會所設的補給站，進行修整及協助完身體不適的參賽者後，以一口氣直攻到底中途不落地的方式完成這

段路程，考慮再長的陡坡也會穿插些較平緩的坡段，因此既然大盤不能動，策略上我乾脆將飛輪一開始就先放輕齒比，以坐姿與站姿爬坡穿插慢慢踩上去的方式，應付這個長度約400m最大坡度10%的第一段，再利用途中一段約300m的平路進行緩衝與恢復，爾後繃緊神經進入第一個彎道，因為接下來就是約1km，共可分成3個階段，最陡坡度可達23%的爬坡路線，我調整好呼吸，以每分鐘>60rpm的轉速配上230W的輸出公路以站姿踩踏Dancing方式完成，看著碼錶上低於時速10公里／時，我盡量保持身體與自行車的平衡，以左右水平搖晃的方式，將主要的力氣施力在垂直踩踏中大盤1點到4點鐘方向，用較大的力矩不疾不徐地向上前進，直到長約400m的連接橋時，原本想再次停下遠眺整個美景，但又擔心鬆懈後反而上不了，乾脆不落地繼續騎下去直接面對過橋之後第二段的爬坡考驗。

策略上我將第二段爬坡分成兩個部分，第一部分是橋過彎後馬上接著約290m的爬坡，其中最陡的部分也有15%，我採取全程站姿的方式前進，而接在後面的是約400m的平緩路段我改採坐姿方式讓強度緩和，以推踩拉踏板交換施力的肌群避免抽筋發生。第二部分距離僅短短200m，但最陡坡度高達19%二連坡，是騎輪節裡最虐心的一段，因為前面早消耗了大部分體力，來到這裡時我選擇將車上所有的BCAA果膠跟核糖全數貢獻了，最後就這麼眼睛一閉一睜，專心在調勻自己呼吸的律動中，我來到了藍色公路的頂端。

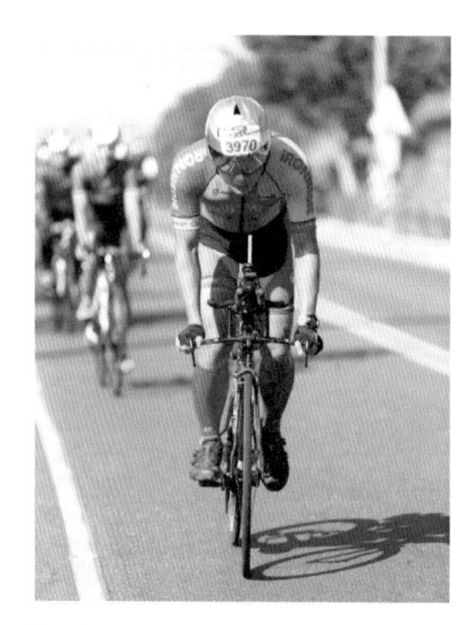

重踩大盤硬上藍色公路的筆者
圖片來源：醫護鐵人提供

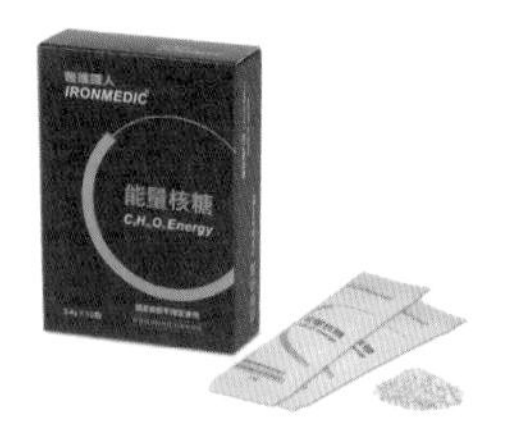

面對高強度時提供身體所需的能量核糖
圖片來源：醫護鐵人提供

醫鐵小學堂｜自行車機故很要命！

自行車除了在賽前要裝備檢查外，過程中的自行排除機械故障能力也是必要的，從筆者騎輪節一役來看，如果能事先了解前變速器的手動變速裝置的話，也不至於這麼悲慘的一路用53重齒騎乘。所以基於多了解便能減少傷害的概念，醫護鐵人們根據賽事經驗，整理了自行車常發生的機故：

機故1：車胎被異物扎上

對策：車胎被異物扎上後應第一時間將異物（如釘子或木屑）取出，以防止內胎被多次刺穿或輪胎破洞變大。如果內胎破損情況輕微或被扎孔數較少，除了可以用自帶的補胎工具修補或直接更換內胎外，還可以使用補胎液。

機故2：腳踏（卡踏）脫落

這個機率很低，但筆者就曾經在第二次參加鐵人三項CHALLENGE時發生過，幸好在賽事前一晚發現，立即送到當地進行巡檢。

基本上腳踏脫落後，應該檢查踏板連結曲柄上的兩邊螺紋是否完整，如果完好無損則將腳踏重新安裝回去用工具拴緊即可，如果腳踏的螺紋已經損壞，則只能看是曲柄或是腳踏哪一邊的螺紋損壞進行更換。

機故3：卡鞋脫膠或卡鞋踏板脫落

對策：卡鞋只要太長時間沒有穿就容易發生脫膠的情況，建議參賽前一晚先穿著卡鞋並進行自行車踩踏測試，如果發生脫膠可以使用強力膠之類的做為應急，賽後再拿到原購買的車行進行修補。

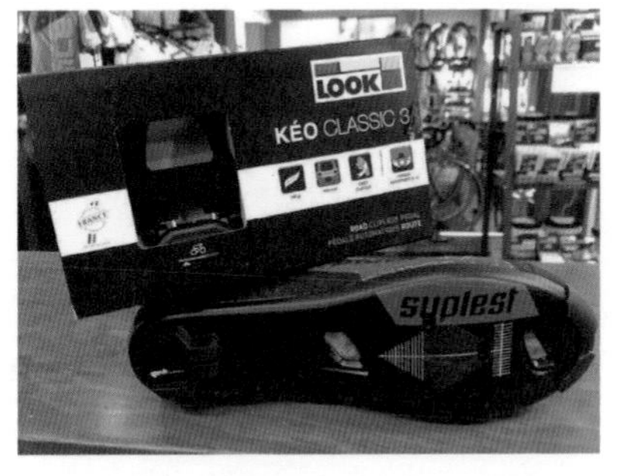

卡鞋與腳踏還有整體車身零件的良好狀態絕對影響行駛安全

圖片來源：277自轉車

機故4：曲柄脫落

對策：曲柄脫落雖然較少見，但藉由定期檢查，可以用內六角扳手進行固定，常見的曲柄脫落基本上都是固定曲柄的螺釘鬆脫甚至崩牙導致的。

故障5：外胎割裂

長途和越野騎乘最常見，如外胎割裂不及時修補容易導致內胎跟著爆胎。特別是管胎如果有胎面有割裂的情況，建議先檢查裂口是在輪胎的正面還是側面，如果是在正面，裂口不超過0.5cm，臨時可以先用修補片來修補裂口，如果是在側面，則需立即更換外胎，或是在賽事中比較緊急時先使用補胎液應急亦可。

故障6：坐墊掉落與龍頭崩牙

對策：賽前檢查並且用專用的工具鎖緊，留意過程中不要讓螺絲崩牙。2016年里約奧運的女子自由車爭先賽決賽，德國女選手佛格爾（Kristina Vogel）在終點衝刺時，坐墊掉落噴出，但是最後仍騎著沒有坐墊的自行車，拿下金牌。

故障7：掉鍊（落鍊）

掉鍊（落鍊）可以分為大盤與飛輪的掉鍊，最常見的為大盤掉鍊，處理方式是將後變速器的導輪往前扳動，讓鍊條變長後往大盤方向拉過去，掛了1／3～1／4後旋轉曲柄，鍊條就能完全掛回。而如果遇到飛輪掉鍊飛輪落鍊時，可能是車輪的安裝或變速器沒調整好。暫時排除故障後建議牽去給店家處理。

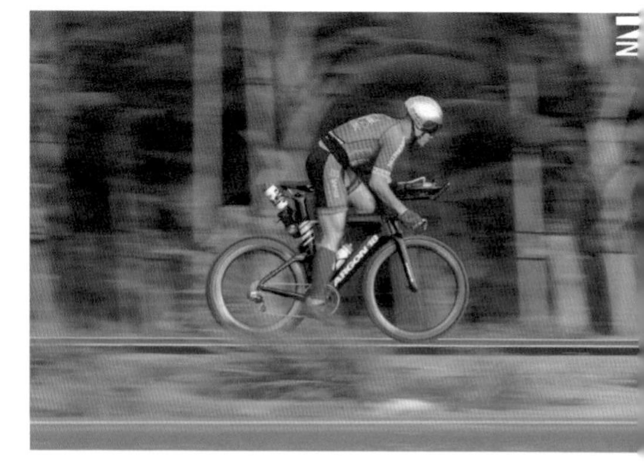

長途且劇烈的騎乘需要定期檢修自行車相關的零配件

圖片來源：醫護鐵人提供

故障8：換擋變速驅動

自行車在變速方式從比較早期鋼管車上的梁變指撥開始，到今日的手把變速已經成為自行車的標準配置。目前市面常見的共有三款不同的換擋變速驅動方式，整理如下表：

	機械變速	電子變速		液壓變速
		有線	無線	
代表品牌	Shimano、Campagnolo、SRAM			ROTOR
優點	變速組件較為輕量	相較於機械變速更快更精準	相較於無線，外觀乾淨，快速安裝，騎乘時安全度高	一旦安裝，基本上就無須經常性維修
缺點	使用一段時間後，變速線管容易髒，造成變速不順暢	沒電就無法變速，須改用手動	有配對後失靈的風險	封閉系統，價位高
價位	低	中	略高於有線	高

以普及率來看，機械變速系統因為價位及歷史習慣目前仍是最常見的方式。

賽事摔車後檢查SOP

賽事中的摔車事故大多會有救護機巡與救護車前來協助，但若是平日的騎乘訓練，車友們自己就必須掌握基本自我救助的知識。

騎乘摔車最常見的，依嚴重程度依序為擦傷、撕裂傷、骨裂或骨折，最糟的狀況便是傷及頭部，因此當意外發生時，第一時間除了確保環境安全做好交管避免二次傷害以外。再者必須立即評估傷者意識狀態，所以建議自行車騎士不要一個人自行騎乘，最好兩人以上同行有個照應，若真的要一個人騎乘，最好配戴可以具備事故偵測與援助通知等安全追蹤功能的設備，能將配戴者的即時位置發送給緊急聯絡人的手錶款式（如：GARMIN945可以預設三位緊急聯絡人到手錶，當手錶偵測到疑似跌倒的事件發生的時候，就會由手機傳送文字訊息（姓名和位置）給錶內設的緊急聯絡人）。

假使發現傷者失去意識，則要立即呼叫救護車（民眾版叫叫CAD）；如果有呼吸脈搏，則須檢查身體是否有任何部位不能動作，確認骨頭有無變形或凸起，進行初步判斷是否骨折，避免強行移動造成二次傷害。

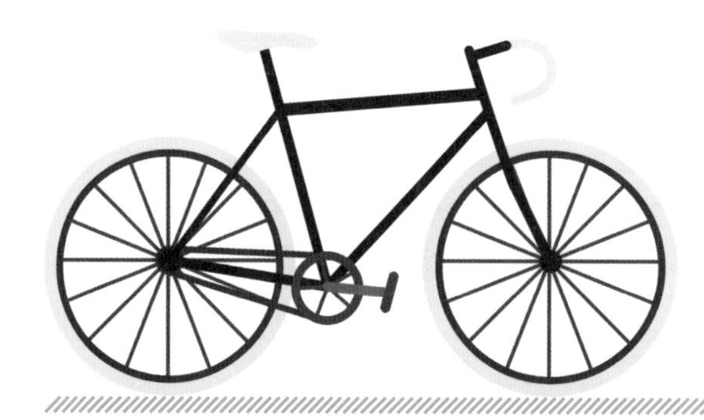

02 CHAPTER

台灣經典賽事
無傷完賽全攻略

2.1 鐵人三項或兩項篇

2.1.1 台灣鐵人賽介紹

台灣的三鐵賽事自1992年台灣第一屆統一盃鐵人三項開始，數量從全台一年不到3場鐵人賽事，到2014年逐步增加為19場次，根據運動筆記的網站賽事登錄資訊，台灣鐵人三項運動蓬勃發展，在2019年已經增加到34場次的鐵人相關賽事，一年四季都有場次，其中鐵人三項24場，而單純只舉辦鐵人兩項及小鐵人則分別為4場及6場。年度賽事密集度堪稱世界第一，而游泳項目可分為「海域」類及「淡水」類兩大系統，海域類如通霄海水浴場、墾丁海域、台北福隆海水浴場、台南馬沙溝濱海遊憩區、台中大安海水浴場、大鵬灣、澎湖裡沙灘、馬祖、綠島等開放性海域。另一類相對安全性高的淡水類系統，則是吸引許多初次參賽選手的投入，如宜蘭梅花湖、南投日月潭、高雄愛河、高雄黃埔金湯或台東活水湖等。

承辦超過三年以上超過千人鐵人賽事主要單位為：XTERRA、中華民國鐵人三項協會（CTTA）、世界超級鐵人有限公司（tSt）、台灣鐵人三項公司（LAVA、IRONMAN）、高雄鐵人（高雄市體育會鐵人三項委員會Kaohsiung Triathlon committee）、台東縣城鄉生活運動協會（TURAA）、台東縣鐵人三項運動委員會（CTTA）、台東縣超級鐵人三項協會（TSTA）、花蓮縣體育會鐵人三項委員會、鐵人工廠（WEFIGHT、CHALLENGE）。

表　2019年台灣鐵人相關賽事一覽表

	台灣鐵人三項有限公司	中華民國鐵人三項協會	XTERRA	鐵人工廠	世界超級鐵人有限公司	花蓮縣體育會鐵人三項委員會	台東縣城鄉生活運動協會	台東縣鐵人三項運動委員會	台東縣超級鐵人三項協會	高雄鐵人
賽事品牌	IRONMAN（代理品牌）、LAVA	CTTA	XTERRA	CHALLENGE（代理品牌）、WEFIGHT	tSt	洄瀾鐵人三項	普悠瑪	東之美	台東超鐵	高雄鐵人

	台灣鐵人三項有限公司	中華民國鐵人三項協會	XTERRA	鐵人工廠	世界超級鐵人有限公司	花蓮縣體育會鐵人三項委員會	台東縣城鄉生活運動協會	台東縣鐵人三項運動委員會	台東縣超級鐵人三項協會	高雄鐵人
2019賽事地點	IRONAMN：澎湖、台東 LAVA：花蓮、大鵬灣、台東	宜蘭梅花湖、台南安平	墾丁	CHALLENTE：台東、 WEIGHT：台東、墾丁	新北微風運河、嘉義	花蓮	台東	台東	台東	高雄愛河、高雄黃埔軍校

資料來源：筆者自行整理

上表所列以賽事品牌論，IRONMAN、CHALLENGE及XTERRA屬於跨國型賽事品牌，有機會參與海內外積分賽，其他為國內品牌。主辦單位國際品牌代理或本土自有品牌比率約為15% vs 85%左右。鐵人三項以賽事類型而言則可區分為以下：

賽程名稱	游泳	腳踏車	跑步	總距離	關門時間 *台灣地區，實際關門時間各賽事略有差異
小小鐵人	100米	1.2公里 push bike	800米	實際距離根據參賽者年齡作出適當調整。	實際關門根據參賽者年齡作出適當調整。
小鐵人	100-750米	5-15公里	1-5公里	實際距離根據參賽者年齡作出適當調整。	實際關門根據參賽者年齡作出適當調整。
半程鐵人（澳洲式）	300米	8公里	2公里	10.3公里	
Super Sprint	400米（0.25 mi）	10公里（6.2 mi）	2.5公里（1.5 mi）	比賽距離沒有固定標準，但根據Super Sprint course而定。	

賽程名稱	游泳	腳踏車	跑步	總距離	關門時間 *台灣地區，實際關門時間各賽事略有差異
半程鐵人（歐洲式）	750米（0.47 mi）	20公里（12.4 mi）	5公里（3.1 mi）	25.75公里	LAVASwim（開賽後30分）＋Bike（開賽後1小時30分）＋Run（開賽後2小時10分）＝關門時間2小時10分
標鐵（亦可稱為：國際賽距離、標準距離）	1.5公里（0.93 mi）	40公里（24.8 mi）	10公里（6.2 mi）	51.5公里	IRONMAN：Swim（開賽後50分）＋Bike（開賽後2小時20分）＋Run（開賽後3小時50分）＝關門時間3.5小時 CHALLENGE：Swim（開賽後50分）＋Bike（開賽後2小時30分）＋Run（開賽後3小時50分）＝關門時間4小時
ITU-長距離（O3）	4.0公里（2.49 mi）	120公里（74.6 mi）	30公里（18.6 mi）	154公里	
ITU-長距離（O2）	3.0公里（1.86 mi）	80公里（49.6 mi）	20公里（12.4 mi）		
半超鐵（又可稱為半程超級鐵人）	1.9公里（1.2 mi）	90公里（56 mi）	21.09公里（13.1 mi）	113公里（70.3 mi）	IRONMAN：Swim（開賽後1小時10分）＋Bike（開賽後5小時30分）＋Run（開賽後8小時30分）＝關門時間8.5小時 CHALLENGE：Swim（開賽後1小時30分）＋Bike（開賽後5小時30分）＋Run（開賽後9小時）＝關門時間9小時

賽程名稱	游泳	腳踏車	跑步	總距離	關門時間 *台灣地區，實際關門時間各賽事略有差異
超鐵（又可稱為超級鐵人）	3.8公里（2.4 mi）	180公里（112 mi）	42.2公里（26.2 mi）	226公里	IRONMAN: & CHALLENGE：Swim（開賽後2小時30分）＋Bike（開賽後10小時30分）＋Run（開賽後17小時）＝關門時間17小時

2.1.2 台東三鐵賽系列——IRONMAN、Challenge Taiwan、LAVA、台東超鐵、普悠瑪、台東的東之美

台東在台灣號稱是鐵人的故鄉，一年約有6～8場次的鐵人三項賽事，包括國際級賽事IRONMAN 70.3 Taiwan、Challenge Taiwan與本土賽事普悠瑪鐵人三項、東之美、LAVA鐵人三項賽、台東超級鐵人三項賽事等。為什麼這麼多鐵人三項會辦在台東呢？這就可從台東得天獨厚的地理環境說起。

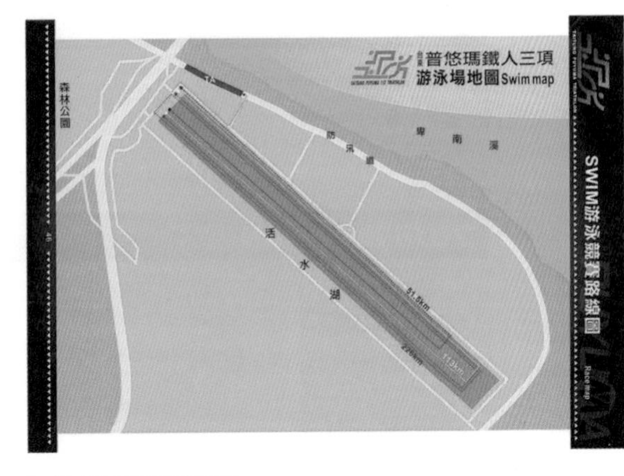

活水湖游泳路線規劃
圖片來源：普悠瑪鐵人三項官網

無論是上述的哪一場台東的鐵人三項賽事都有一個特點，那就是游泳項目一定是在台東的「活水湖」進行，該湖由卑南溪地下湧泉注入，全長約1200公尺，寬約100公尺，水深約3公尺，相較一般的標準游泳池大了數十倍，在當地政府規劃下，成為一個適宜游泳的超大型淡水游泳池，因為水清、沒有風浪及暗流、兩岸有階梯，遇到危險時可靠兩岸游的特色，也是

許多新手選擇以台東作為初鐵的主要考量。

而自行車賽道根據歷年規劃也相對性單純，但不管怎麼騎，不外乎都是向北或向南騎，主路線都是以聯絡花蓮縣、台東縣沿海城鎮的台11線省道為主。往北常經富岡漁港、小野柳、椰子海岸、八嗡嗡，往南則是新豐里橋至豐源大橋。

而路跑路線則不外乎有台東後花園之稱的台東森林公園活水湖公園、花架隧道、琵琶湖、活水湖、周邊堤岸馬路或馬亨亨大道；至於起終點拱門幾乎清一色都在活水湖，僅有CHALLENGE Taiwan賽事將終點設在市區內的鐵花村，並營造出熱鬧的嘉年華氣氛。

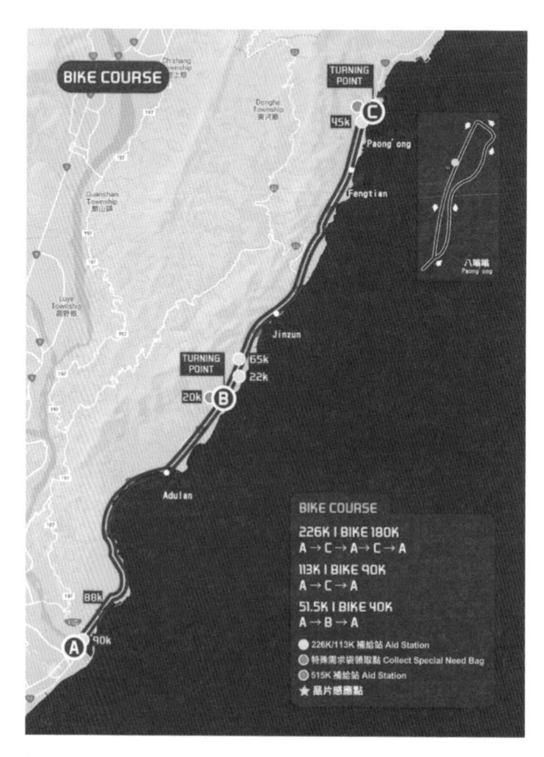

往北規劃的自行車路線

圖片來源：CHALLENGE Taiwan官網

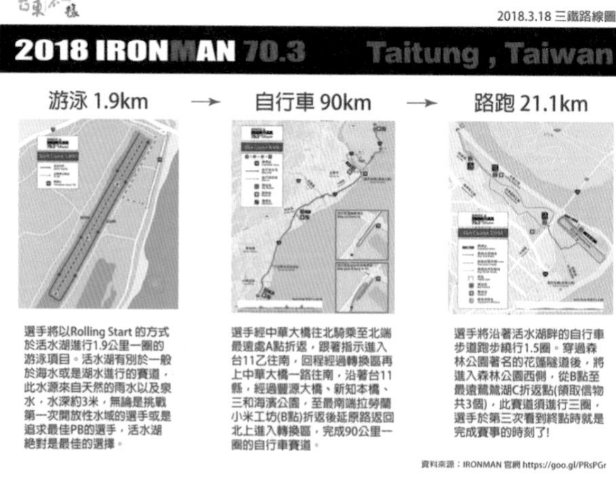

往南規劃的自行車路線

圖片來源：IRONMAN官網

賽事資訊

A. 地區：台東

B. 運動筆記參賽者評分：

a. 近5年評分：

	IRONMAN	CHALLENGE	LAVA	普悠瑪	東之美	台東超鐵
主辦單位	台灣鐵人三項公司	社團法人台灣鐵人三項運動發展協會	台灣鐵人三項公司	台東縣城鄉生活運動協會	台東縣鐵人三項運動委員會	台東縣超級鐵人三項協會
賽事月分	3月	4月	3月	4月	9或10月	10或11月
三項賽程	113k	226k、113k、51.5k226k、113k、51.5K、小鐵人	226k、51.5k	226k、113k、51.5k	226k、113k、51.5k	226k、113k、51.5k
b. 運動筆記各年度參賽者評分						
2019	3.9	4.3	3.2	4.2	4.0	4.1
2018	4.2	4.1	3.7	4.3	4.2	4.2
2017	4.4	4.1		4.3	3.7	3.8
2016	3.9	4.2		3.8	3.2	
2015		3.1	3.7		3.9	

資料來源：筆者自行整理

醫鐵參賽防護經驗分享

因為賽事場地及路線大同小異，所以在台東選擇鐵人三項賽事的關鍵，往往是賽事品牌及其所帶來的氛圍還有相關因素（如：賽事品質、選手物資還有參賽費用等），但依照賽事安全的角度，這幾場比賽不僅是老字號更是遵守大型活動辦法進行賽事安全規劃的主辦單位，除了傳統的付費賽事安全服務（救護車、救護機巡及定點醫療站）外，也有邀請醫護鐵人參賽提供非侵入性的救護服務。彙整醫護鐵人參賽經驗，以下將分為游泳、自行車、路跑還有轉換區等四大項目的防護重點：

游泳項目

全數台東鐵人三項賽事都在活水湖（English: Flowing Lake）進行，其位置在台東市的台東森林公園，原本為一處滯洪池，是一座地下湧泉面積11公頃的人工大湖，鐵人們也常戲稱為大型的戶外游泳池，該湖平均水深2～3公尺，過去也曾發生選手及民眾溺斃事件。因為水質偏冷，所以要先在岸上暖身後再下水較安全，如果是對開放性海域甚至有深水恐懼者，建議靠湖的左右（去回程的右邊）兩側游泳，因其兩岸有階梯設計，萬一發生狀況時可以臨時反應。游泳路線千篇一律皆是右去左回的設計，賽事中間的分隔水線設有浮台提供水上救援服務之外，大會也會安排使用sub浮板的救生員還有醫護鐵人提供魚雷浮標做為緊急救護。如果遇到狀況時，可以取下大會必定提供的泳帽，向上大力揮舞求救。

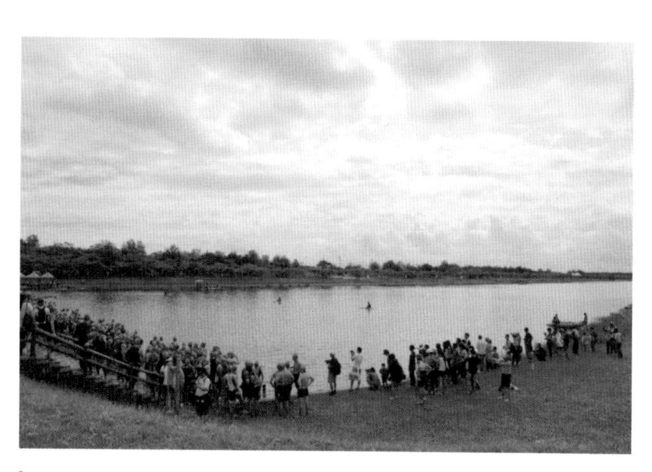

台東活水湖為鐵人三項游泳項目的主要場地
圖片來源：運動筆記

自行車項目

許多人容易忽略的就是大會有關門點的設計，所以配速上的掌握相對性重要，建議使用車用碼錶或是三鐵錶甚至心跳帶進行相關數據的檢視，台東三鐵自行車路線全程都曝曬大太陽底下，幾乎沒有遮蔭，若身體溫度過高，超過40度就會對身體組織細胞造成傷害；而大量流汗後若未及時補充水分與電解質，加上騎車時體內產熱而無法有效散熱時，長程騎下來很容易引發熱衰竭或中暑。以下為騎乘時的安全建議：

身體不適就不要勉強

以慢性病來說，如果有高血壓、糖尿病或服用利尿劑的患者，屬於熱傷害的高危險群，騎乘時要特別注意自己的健康情況。再者若有急性症狀，例如感冒、拉肚子或熬夜等，也要特別留意。因為拉肚子會使身體流失水分，感冒可能會服用抑制排汗的藥物，熬夜也會影響心肺功能，長時間在烈日下運動很容易發生其他併發症。

適時補給

以自行車項目而言，515通常不會設立補給站，而113平均為2到3個補給站，226則更多，但大會如果有設置補給站，通常會在選手手冊上說明，記得賽前要做好功課。建議參賽者起碼要攜帶兩瓶裝滿水的自行車水壺，少量多次補水，每次200～300cc，每隔10～20分鐘補充一次。而且天氣越熱，補充水分要越多，可能1小時就要補充到800～1000cc。而且最好搭配含有電解質的運動飲料或鹽礦物錠，不能全部只喝礦泉水，否則大量喝水也可能造成水中毒、低血鈉症，引發昏迷、抽搐的現象。

禁止輪車與跟車

輪車與跟車時可以降低風阻影響、提升騎乘效率、節省體力！但相對的如果發生摔車意外，轉動的刀輪與延長的休息把，可能變成傷人的利器。在台灣除了部分51.5、25.75菁英組賽事允許使用符合ITU規則的車款輪車，及高雄愛河鐵人三項賽事規則上也准許輪車與跟車外，大部分的鐵人三項分齡組、長距離比賽都是嚴禁跟車或輪車的，台東當然也不例外，違規的輕則被罰時，重則可能被取消成績。不過由於許多比賽的裁判人力配置不足沒有嚴格執行，因此常常可以看到「集團輪車」的現象。

2.1.3 梅花湖鐵人三項——游泳視線不佳怎麼辦？

梅花湖鐵人三項賽從2008年開辦至2020邁入了第13屆。梅花湖是一個天然蓄水湖泊，先總統蔣經國先生下鄉巡訪時，因湖的形狀像梅花五瓣而命名為「梅花湖」。舊名為「大埤」。曾被鐵人戲稱鴨糞水的梅花湖，從2017年在宜蘭縣政府、冬山鄉跟在地鄉親的共同努力下，引進大量潔淨山泉水並進行清淤持續放水至比賽前一天，讓水質改善許多。作為鐵人三項亞洲賽的選拔賽，許多菁英紛紛選擇這場同場競技；本場賽事亦吸引前總統馬英九多次參加。

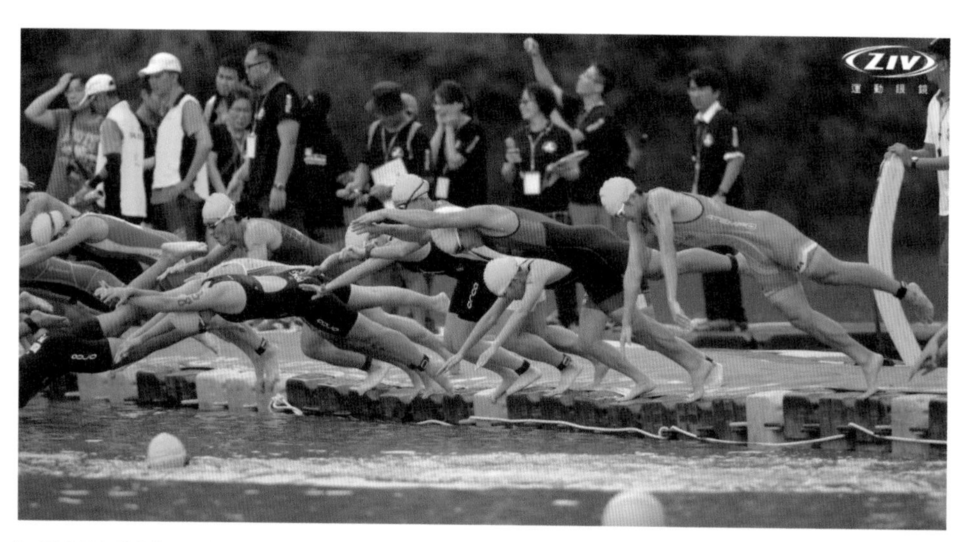

選手帥氣跳水為開賽拉開序幕
圖片來源：ZIV運動眼鏡

賽事資訊

A. 地區：宜蘭

B. 時間：每年9月

C. 賽事執行單位：中華民國鐵人三項運動協會

D. 賽事網站：http://www.ctta.org.tw/

E. 歷年賽程：標準賽、標準接力賽、半程賽、半程接力賽、小鐵人

F. 賽事贈品：完賽獎牌、紀念賽衣、完賽餐點

G. 運動筆記參賽者評分：

a. 近5年評分：

	2019	2018	2017	2016	2015
平均分數	3.8	3.9	4.3		
評分人數	10	43	4		

b. 2019年評分：

參賽費用	補給品	紀念品／衣服	賽道／風景	報名流程	成績／證書
4.0	3.5	3.8	4.4	4.0	3.2

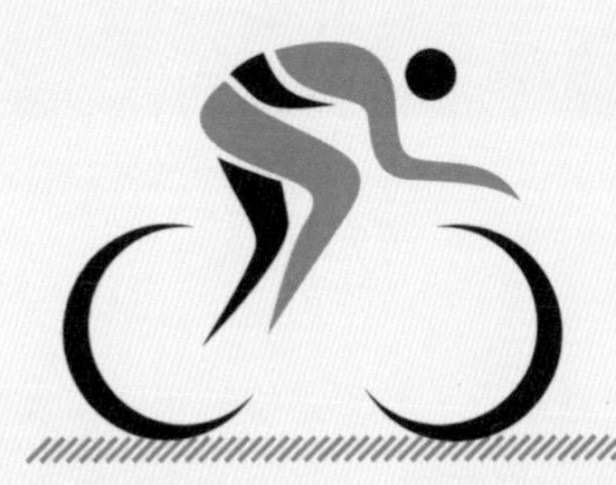

醫鐵參賽防護經驗分享

本場比賽因為游泳場域的關係，曾有聽到關於水質及開賽時較為擁擠的反應。對於許多三鐵新手而言，游泳項目最擔心的除了開放水域外，再來就是擔心泳鏡出狀況或是被其他選手不小心打掉了，要防止這樣的情況，必須要把泳鏡繫在泳帽下，這樣一來即使不小心被打到，都還是會卡在泳帽裡，不會掉到水中。

再來，為了習慣、舒適性及避免泳鏡漏水，建議訓練與比賽用的是同一副泳鏡，如果漏水已經影響你的視線範圍，可以原地踩水固定一邊後，另外一邊試著倒水，最後再將它重新闔上貼緊眼部。

最後，泳鏡水中起霧也是常見的事，除了使用一個在有效期限內的防霧劑之外，盡可能的多準備一瓶新購的作為備用也是安心的方式。在梅花湖深綠色的冰湖裡，建議如果對自由式沒有信心的朋友，可以用蛙式的方式完賽。

2.1.4 安平鐵人三項——游泳被其他選手壓過？

說起台南最令人嚮往的景點，一定少不了安平及沿岸，海風吹拂著臉龐及身體，以及令人目不暇給的美景讓人流連忘返。知名的安平鐵人三項賽事就在此連續舉辦了五年。

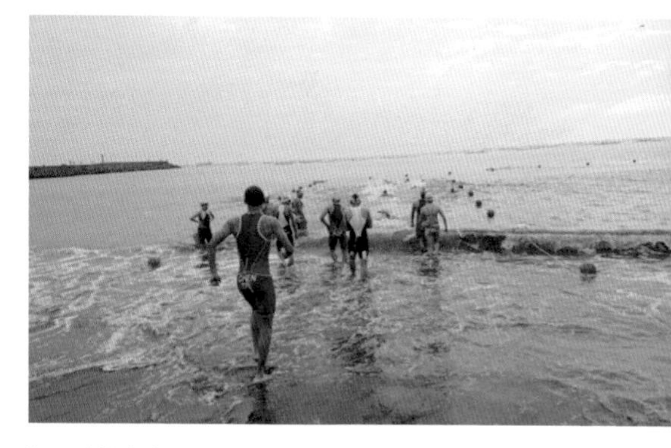

風浪較小的安平算是海游賽事中比較容易挑戰的
圖片來源：醫護鐵人提供

以海象穩定開放性海域的安平觀夕平台作為海泳的主場地。自行車項目開始時會經過四草大橋，然後通往有「台版亞馬遜河」之稱的台江國家公園往返兩圈，路跑則於安平漁港周邊道路舉行，整體路線除了四草大橋的一小段爬坡外，可說是一路平坦到底，是最適合破pb的賽事，同時也是台南全年度唯一的一場鐵人三項賽事。

賽事資訊

A. 地區：台南

B. 時間：每年3月

C. 賽事執行單位：中華民國鐵人三項運動協會

D. 賽事網站：http://www.ctta.org.tw/

E. 歷年賽程：標準賽、標準接力賽、半程賽、半程接力賽、小鐵人

F. 賽事贈品：完賽獎牌、紀念賽衣、完賽餐點

G. 運動筆記參賽者評分：

a. 近5年評分：

	2019	2018	2017	2016	2015
平均分數	3.9	3.1	3.5		
評分人數	25	7	2		

b. 2019年評分：

參賽費用	補給品	紀念品／衣服	賽道／風景	報名流程	成績／證書
3.9	3.1	4.3	4.1	4.3	4.2

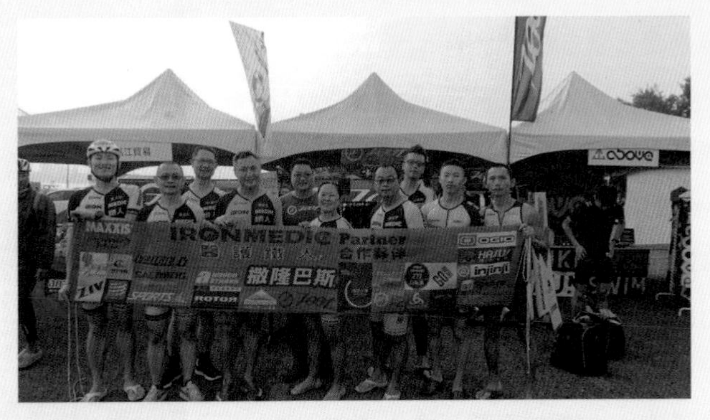

重視賽事安全的安平鐵人三項主辦單位，每年都會邀請醫護鐵人來參賽
圖片來源：醫護鐵人提供

醫鐵參賽防護經驗分享

海泳是本次比賽中最具特色的項目，選手們要面對起伏不定且詭譎多變的海潮之外，2019年時T字型泳道規劃的14個轉折點（下水、轉彎點1～6，共兩次循環外加上岸跑過感應線），也是一大挑戰。若是不諳潮水變化及避開轉折時的肢體碰撞，便有溺水或受傷的可能，也成為賽事裡最困難的部分。

為了能讓大家在游泳項目更加安全，筆者整理一下關於鐵人三項與長泳救命七式：

第一式｜選擇人群下水區域

無論是一次性全體下水還是分批下水，其實參賽者都能選擇下水點。想避免肢體衝突而受傷的機率，除非是菁英組一開始便能甩開群組勇往直前，再來最好的方式便是選擇較少人下水的區域。或許距離長了一些，但換算回肢體衝突的阻礙時間，其實時間上是差不了多少的。

第二式｜擋開拳腳躲避危險

在容易發生肢體衝突的區域，建議改用蛙式及自由式混搭方式緩慢前進，因為蛙式手可以適當隔開前方的腳踢，視野也較佳。

第三式｜脫下泳帽高舉呼救

當發生溺水的情況，切記不要慌張以外，就是盡速脫下泳帽高舉過頭，呼叫周邊的救生員到場協助，這樣遠比因呼叫導致慌張而溺水來得安全。

第四式｜添購裝備提升安全

醫護鐵人們經常性裝備的就是僅有半身的浮力褲跟RESTUBE充氣式魚雷浮標，浮力褲一方面增加浮力的同時，也改善了全身長袖型防寒衣容易不舒適的情況，再者攜帶式快速充氣魚雷浮標不僅體積小，綁在腰間不會影響游泳之外，快速充氣的便捷攜帶設計也可以避免游速的降低。

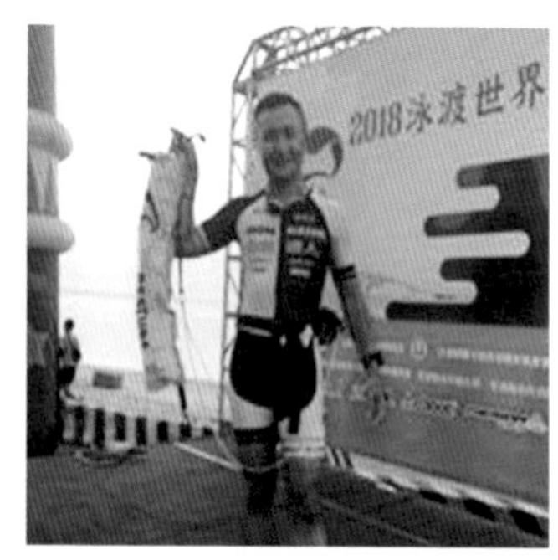

醫護鐵人游泳項目標準配備RESTUBE充氣式魚雷浮標
圖片來源：醫護鐵人提供

第五式｜避開菁英入水時點

大家都知道菁英組選手速度快，但可能不一定知道為了求快，過程他們也可能從你身上趴過去，減少阻礙。所以最好的方式就是在下水時，禮讓菁英組的選手先下水，跟在他們後面再找機會超越。

第六式｜找尋跟游破水機會

若大會並無禁止跟游，建議從後方追上並超過你的選手，如果在不費力的情況下便能進行跟游，請謹記不要躁進及干擾到被跟游的對象即可，跟游除了能增加游速之外，被跟游者也幫忙擋開了許多肢體衝突

第七式｜服用運動補給品

水中運動最害怕遇到抽筋，因此事前預防不可少，建議可以參考坊間標榜補充電解質的相關食品或鹽礦物錠。

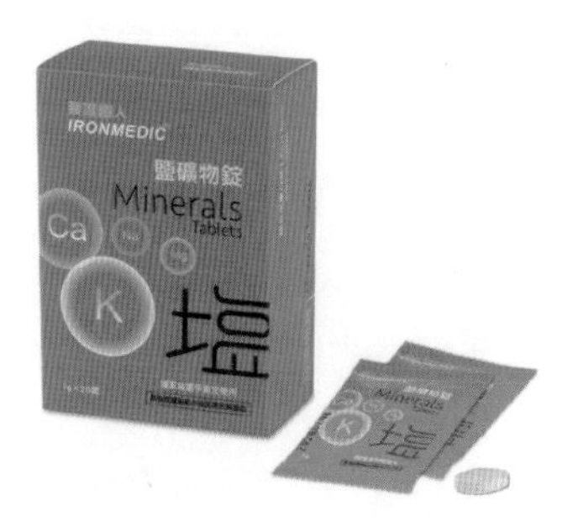

添加BCAA的鹽礦物錠
圖片來源：醫護鐵人提供

2.1.5 愛河鐵人三項——你跳過愛河了嗎？

台灣唯一城市賽道與唯一允許跟車，還有一年一次大型合法跳愛河跟眾鐵人們比拚的鐵人賽，就是高雄愛河鐵人三項。這場比賽也是筆者生平第一場鐵人三項賽事，雖然身為高雄人，卻是第一次暢游愛河。

愛河是潮川型的河流，上游是淡水下游出海口與海水接軌，早期多數人的印象是又髒又臭，經過近十多年的整治，現在愛河不僅洗刷了汙名，平日還可以見到遊船在愛河上來回。在賽事舉辦前一週，市府也會在上游做汙水截流，確保賽事當天的水質乾淨，讓選手安心參賽。

自行車賽段從愛河旁開始繞行鼓山區美術館一帶及中都溼地周邊，跑步則沿著愛河河畔繞行。全程橫跨高雄眾多的都市區域，例如三民區、新興區、鼓山區等。主辦單位在交通管制上下了十足的苦工，為的就是讓選手無憂地享受城市賽道。賽事主場位置就在市區內，配合近年完工的輕軌加上捷運及高鐵，讓交通及住宿的安排格外便利。愛河鐵人至2019年已經舉辦13年了，雖然2020因配合新冠肺炎防疫停辦，但這個老字號的鐵人三項賽事仍是令人值得期待。

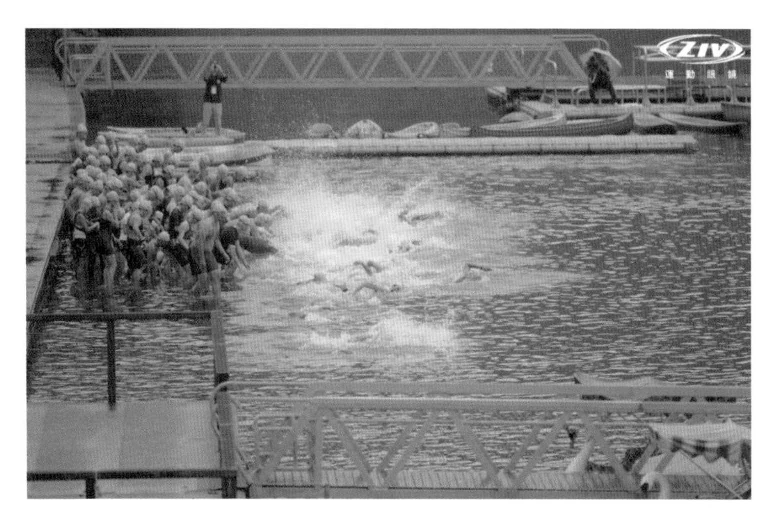

愛河鐵人三項重頭戲，全台唯一在市內運河舉行的賽事

圖片來源：ZIV運動眼鏡

賽事資訊

A. 地區：高雄

B. 時間：每年3月

C. 賽事執行單位：高雄鐵人

D. 賽事網站：https://www.kh-triathlon.com/

E. 歷年賽程：51.5k個人及接力

F. 賽事贈品：完賽獎牌、紀念賽衣、完賽餐點

G. 運動筆記參賽者評分：

a. 近5年評分：

	2019	2018	2017	2016	2015
平均分數	4.1	4.3	4.4	3.6	3.8
評分人數	41	12	7	9	2

b. 2019年評分：

參賽費用	補給品	紀念品／衣服	賽道／風景	報名流程	成績／證書
4.0	4.0	3.8	4.4	4.2	4.3

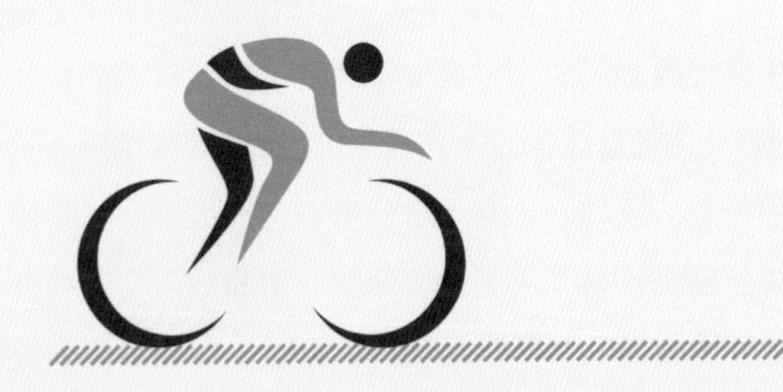

醫鐵參賽防護經驗分享

從沒在運動的上班族到完成馬拉松、鐵人三項、創辦醫護鐵人，讓許多朋友感到不可思議。曾經完賽三鐵的知名作家侯文詠說：「不管是追求一個女孩、或想幫助病人，你必須看到新的格局，因為對新格局的渴望，因此你想改變。」對，沒錯，就是因為不停思考著進化挑戰自己的極限，我在人生低潮時一股腦兒地投入了運動的行列。透過運動遇到很多和預期狀況不一樣的情形。就好比一個縮影人生，充滿著許多未知的事物跟挑戰，但絕不會過不去，而看你如何自我突破跟面對。「只要開始做了，一切都有可能！」藉由每一次的練習及賽事，無論是受傷了或突破自己的紀錄了，都是一種學習，學習如何照顧自己，讓每件事的條理跟順序用最有效能的方式完成。

賽前訓練

其實在一開始時，我頂多只是會跑步，至於自行車呢？也沒有練習，更別談只會用蛙式游個泳道來回兩圈這樣的程度。但人只要有心連老天都會幫助你。一次因緣際會裡，在逛自行車店時被「高雄鐵人」隊長孟亞輝邀請進入團隊，也因此開始每週的團隊練習，在短短的數週內，於夥伴的指導下，自行車均速從平路的24～27 km/h硬生生提高到32～38 km/h，而連原本最弱的爬坡在肌耐力與輪組的調整後也大大的改善。

初入三鐵的八大心法

心法1♥ 制定你的練習計劃

我們都不是靠運動這行吃飯的，更別談第一次參賽就站上凸台，所以你不必每週練習30、40個小時，但肯定要持續地運動，並一定要安排休息。按照筆者的經驗，三鐵賽三個月以前用賽事代替訓練（馬拉松或自行車比賽），之後的時間每週安排兩天各1.5小時的游泳（每次游泳目標為1.5公里），兩天自行車，一天跑步。一週10～15個小時內就足夠了，到了最後一個月，為了湊出時間練習，筆者放棄了許多的聚餐及各項活動，用跑步去游泳然後再跑回家，聽起來或許很瘋狂，但筆者想表達的是，在過程中找到適合自己的訓練計劃。許多人都喜歡做超出自己能力範圍的事情，但這樣鍛練三鐵肯定容易受傷，建議先從短距離開始持續累積。

心法2♥ 挑選適合自己的裝備

工欲善其事必先利其器。在三鐵運動裡，你往往會發現這也是個有趣的軍備競賽，菁英賽的專業選手，往往身上的行頭也所費不貲，但不要因為這樣就卻步了，因為那些裝備也是慢慢累積而來。舉游泳項目為例，光是一件防寒衣筆者就做足了不少功課，最後在賽事過程中浮力大增，速度提升不少；另外，一件式穿脫彈性鞋帶，讓鞋子易於穿脫，增加轉換優勢。

在這裡大推一定要關注的六大裝備（依重要性排序）：（1）自行車（2）跑鞋（3）泳鏡（4）防寒衣（5）三鐵衣（6）三鐵錶。

心法3♥ 賽前確認主要裝備的狀態

三鐵賽裡講究的是獨立精神，要用自己的力量完賽，萬一中途泳鏡漏水了或是自行車爆胎了，這些都是完賽與否的重大風險，建議賽前一天及轉換區報到時，一定要預先做好以下表內的確認事項。

確認上表之後，還有一個非常重要的事情，那就是「千萬別在賽前更換不熟悉的新裝備」；講個活生生的例子，為了讓自己的三鐵初賽能向專業看齊，筆者煞費苦心的換了一個可安裝在休息把上的自行車水壺（官方定價3000元）。因為收到的時間太

	游泳	單車	跑步	其他
基本配備	泳鏡（是否會漏水）	單車（制動系統是否順暢／輪壓是否合理）	跑鞋（綁帶是否順利）	三鐵錶
	泳帽（如果大會有提供需配戴大會的）	安全帽（扣環是否能密合）	跑襪	手機
	三鐵衣或泳褲（衣服是否有破洞／拉鍊是否順暢）	卡鞋（鞋底是否脫膠）	頭帶	錢包 + 鑰匙
	小腿套	襪子	號碼布（是否破損）	拖鞋
	大毛巾	水壺（是否已裝水）		換洗衣褲
	吸水巾	手套		
	晶片帶（是否會鬆脫）			
選配	防寒衣	太陽眼鏡	雨衣	挖胎棒
	矽膠壓縮腿套	競賽貼紙	水壺腰帶	氮氣瓶
	三鐵錶（是否有電）	防曬乳液	領巾	健保卡
	魚雷浮標	打氣筒	角色扮演跑衣	三鐵背包
	防霧劑	肌樂	個人防護用具	隱形眼鏡 + 藥水
		袖套	耳機	蘆薈乳液
			五趾襪	能量包
			跑帽	巧克力
			號碼帶	BCAA

三鐵裝備點檢表
資料來源：好友李安東提供及筆者自行彙整

晚，結果還沒上路測試，筆者就直接帶上陣了，當自行車項目一切都順利進行時（時速38km／h），就在經過其中一段超顛簸的賽事路線時（馬卡道路），龍頭居然震動到將整個蓋子震飛（震動的程度根本在跑越野賽）。

當下筆者傻眼，而在權衡利害後，筆者將蓋子震飛一事先拋在腦後繼續前進。結果因為蓋子掉了，水濺得滿身之外，騎到一半還沒有水喝，當筆者直接拿巧克力口味的能量包來補給時，差點沒甜死。但事後想想，再發生一次，為了生命安全，筆者應該還是會做同樣的抉擇，不在賽道上停下以免發生危險。這樣讓筆者想起，過去馬拉松賽事許多跑友為了展示新鞋，硬生生地都還沒適應的情況下披掛上陣，通常結果輕則成績受到影響，重則起水泡或是造成嚴重的運動傷害。所以建議參賽者們「衣不如新」這句話千萬別用在初鐵上。

心法4♥ 選擇參加離家近的賽事

第一場比賽，往往會因為緊張而忘東忘西，所以建議初鐵朋友選擇離家近一點的地方參賽，除了能有機會緊急補救裝備外更能提前一天到達比賽現場熟悉環境，減少舟車勞頓，用最佳的狀態上陣。其中關於大會所提供的比賽資訊，更需趁著提早到比賽地點時詳細閱讀並適度比對。例如游泳危險處（筆者初鐵時就忘了大會叮嚀，硬生生地在游泳經過七賢路橋底時被堤岸邊不知名的尖刺物劃了十餘道的傷痕）、跑步或自行車賽道有無危險施工路段、大會規定（能不能穿防寒衣），這些都是提早到比賽地點的好處。

心法5♥ 用自己的步調完成賽事

大多數參賽選手通常都有其擅長的項目，所以在面對弱項時，只要抓準大會規定時間不要被關門即可，能讓自己不慌不忙的無傷完賽才是王道。舉例來說：在這次賽事裡，筆者最弱的項目就是游泳，但當游超過迴轉點時，透過三鐵錶發現自己僅花了該項目的三分之一時間後，便吃了一顆定心丸，默默地告訴自己完賽是沒問題的了，以至於到了賽事後段筆者才能在仍有腳傷的情況下全力加速。

另外，在自行車項目，筆者只要一有機會就跟車，然後控制踏頻在90～100rpm（注：rpm: rotations per minute每分鐘轉速），同時兼顧速度與體能狀態。過程中唯一美中不足的是在轉換區時，為了變裝（鋼鐵人的造型就是這麼來的）筆者十分悠哉地在轉換區休息跟變裝，現在回想，如果那時候時間安排妥當一點，第一次參賽應該有機會在三小時之內完賽，更何況如果是在關門邊緣的朋友，則更應該注意，轉換區時間也是算在賽事時間內的，所以請精準地控制在轉換區的時間。

心法6♥ 調整作息，記得睡飽

玩三鐵好處多多，除了讓你身材變好，意志力更強以外，對筆者最大的好處是變得很早起（但慘的是可能很晚睡），所以在此呼籲準備初鐵的朋友，無論是從飲食還是睡眠作息請盡可能進行最佳化調整，否則你將可以想像因為睡不著睡不飽睡不好讓準備許久的三鐵付之一炬。

最後，大夥別忘了，通常你最晚必須在開賽前一個鐘頭用餐完畢，保持最佳的腸胃情況，所以千萬別在賽前吃來路不明或你完全沒吃過的特產（筆者為了適應，足足在賽前一個禮拜每天吃自己蒸的「義美」饅頭）。

心法7♥ 練習與參賽的心態轉化

「請不要用在泳池的狀態，來設想你在開放水域游泳的成績。」、「請不要用在泳池的狀態，來設想你在開放水域游泳的成績。」「請不要用在泳池的狀態，來設想你在開放水域游泳的成績。」因為很重要所以要說三次。平日練習不會有這麼多人同時一起出發，更別談千腿齊出，踹的踢的什麼都來，外加賽事現場的波浪，水性不夠的，心理建設不全的，往往一下子就慌了，其實只要不停地在過程中告訴自己，學會保護自己，調整自己的律動頻率，並且順應大會規定時間，便有機會無傷完賽。

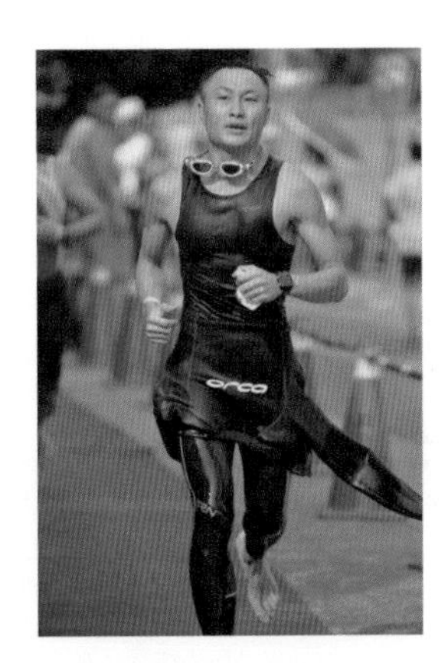

穿著全身防寒衣的筆者
圖片來源：ZIV運動眼鏡

心法8♥ 賽中一定要記得補給

許多馬拉松的朋友第一次參賽三鐵，都很驚訝地發現，標鐵往往要到最後的跑步項目才有補給，不像馬拉松賽事，每隔一段距離就有補給站。對，沒錯，就是這樣。所以強烈建議鐵友們，能夠帶些能量包在身上，一到轉換區就要記得補充水分，最好還能準備兩條香蕉當補給預防抽筋。因為許多三鐵賽事都是在炎熱的情況下舉辦，加上高強度的運動，能量耗損非常大。

2.1.6 大鵬灣鐵人三項——海泳沒你想像中的難

目前台灣唯一在國道上騎乘自行車的鐵人三項賽事就是LAVA大鵬灣鐵人三項賽。2020年是第7年舉辦，封閉做為比賽路段從國道三號終點大鵬灣到南州交流道，共15公里供自行車來回騎乘，是交通部為提升運動觀光的賽事吸引力，每年都會開放一次的獨特活動。因為能在平整又寬大的國道上馳騁，讓不少鐵人們趨之若鶩成為朝聖的景點。大鵬灣場地也有著其多元變化，例如游泳項目就曾經在青洲濱海遊憩區旁的海域及從濱灣公園出發游大鵬灣潟湖。自行車項目在大鵬灣賽車場及環灣道路及高速公路上舉辦。最後還可以跑上大鵬灣跨海大橋吹吹風。

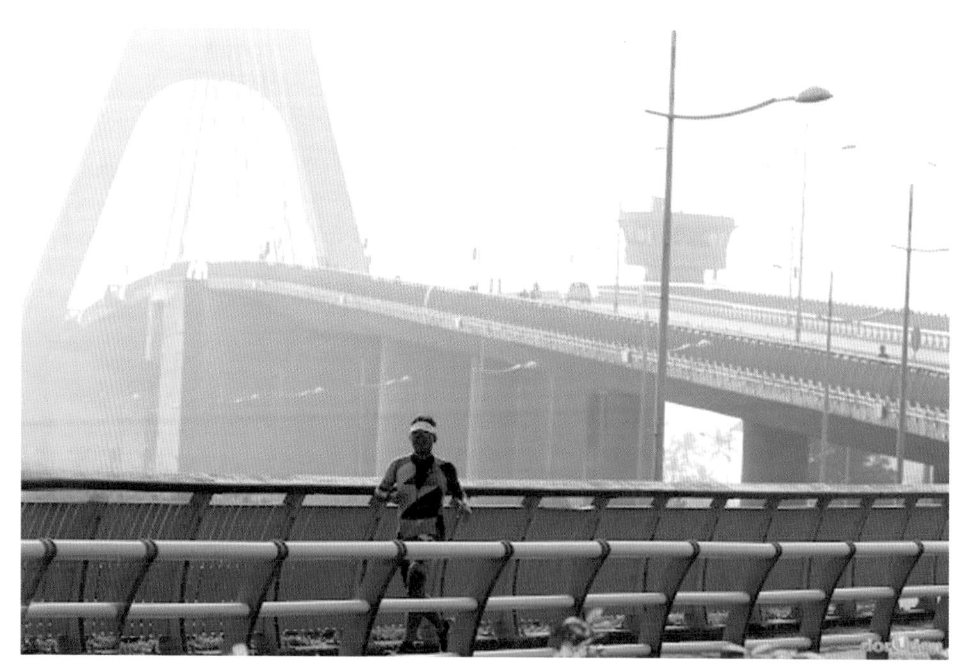

大鵬灣鐵人三項重要地標～跨海大橋
圖片來源：動一動

賽事資訊

A. 地區：屏東縣東港鎮

B. 時間：每年1或12月

C. 賽事執行單位：台灣鐵人三項公司

D. 賽事網站：https://www.taiwantriathlon.com/

E. 歷年賽程：51.5k、接力組、二鐵組及503公里組

F. 賽事贈品：完賽獎牌、紀念賽衣、完賽餐點

G. 運動筆記參賽者評分：

a. 近5年評分：

	2019	2018	2017	2016	2015
平均分數	4.3	4.4	4.2	3.8	
評分人數	12	5	3	6	

b. 2019年評分

參賽費用	補給品	紀念品／衣服	賽道／風景	報名流程	成績／證書
4.1	4.3	4.3	4.6	4.4	4.2

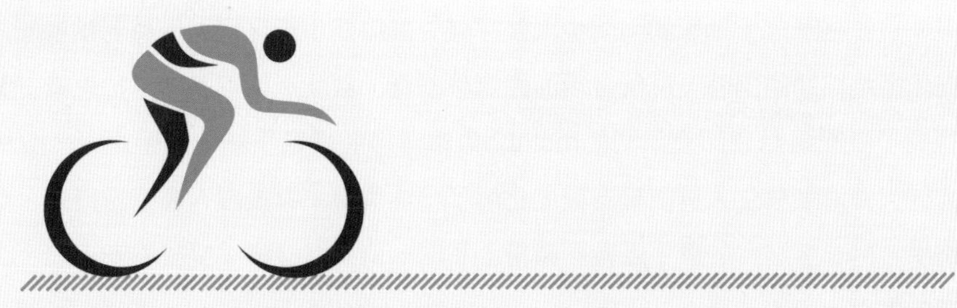

醫鐵參賽防護經驗分享

大鵬灣鐵人三項是每年醫護鐵人必定支援的重點賽事，除了該賽事參與者眾外，再來本賽事其實是初次挑戰海游項目的入門賽事首選。

游泳項目

因為其多以在平靜無波的大鵬灣潟湖內舉行游泳項目，雖然水深為2～6公尺，但若加上海水的浮力，少了暗流及大風大浪，大大降低了海泳的難度。台灣的水上賽事因為氣候多變或是當地居民的影響，往往影響了參賽選手的賽事安全。舉例來說，2018年於大鵬灣舉辦的鐵人三項比賽，經過大會公告，因為當地居民的鰻苗捕魚作業將原本規劃的游泳賽道一圈（三角形）改為兩圈（T字型），看似改了路線而已，但影響選手安危的細節卻在此環節而有了重大轉折，因為光是轉折數就從原本三角形的三個轉折點（下水、轉彎點1～2）暴增為兩圈T字型的十四個轉折點（下水、轉彎點1～6，共兩次循環）

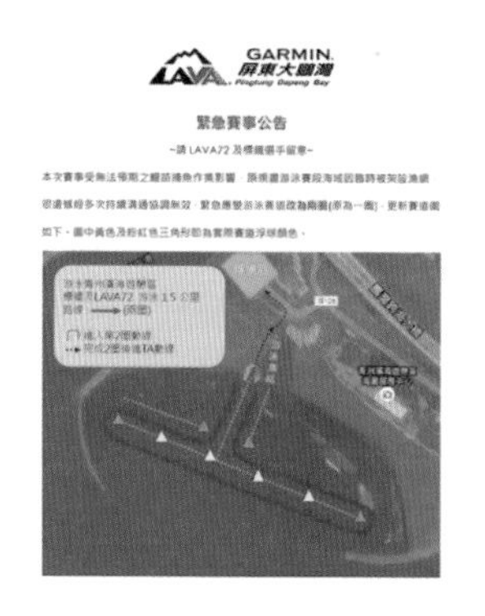

大鵬灣游泳項目路線規劃
圖片來源：台灣鐵人三項公司

有經驗的參賽者都知道，下水處跟每一個轉折處都是最容易發生肢體碰撞的地方，腳踹、手擊導致腦震盪、胸口骨折、門牙斷裂甚至因此而意外死傷的事件比比皆是。當日筆者於賽事現場的第二個轉折處發現超過五位的參賽選手在附近載浮載沉，在停下來關注相關選手動態的同時也大聲呼喊：誰需要魚雷浮標，沒想到筆者面前的選手搖頭拒絕協助的同時，反倒是後面的選手回應：救我，當下筆者不加思索，第一時間打開了高壓氣瓶立即充氣式的restube魚雷浮標並遞給了該名選手之後，立即呼叫近處的大會海上救生人員前來支援，化解了一場危機。事後跟大會確認得知，除了該名選手，另一名溺水的選手因為同時搭上了同一個魚雷浮標，雙雙平安上岸，真是不幸中的大幸。

自行車項目

騎乘在國道上最容易造成交通事故的是什麼？通常伸縮縫及掉落的水壺是最需要留意的，雖然主辦單位通常有鋪設伸縮縫地墊，但難免有可能會被強風或車子帶離原地，因此建議參賽者騎乘經過伸縮縫地墊時盡量挑選有鋪設地墊的路線。另外，跟自行車相關的賽事中幾乎都會嚴禁使用寶特瓶取代自行車專用水壺，除了環保的考量（一般的瓶裝飲料使用的是1號PET塑料，不適合反覆使用，而自行車專用水壺通常是重複使用也不會有對人體危害的4號和5號塑料），更是安全考量，因為自行車專用水壺能通過水壺架牢牢地固定在車上，且瓶身都會有一個凹槽和一些防滑設計提升抓握力，降低了水壺從手中意外掉落的可能。而普通的飲料瓶則由於口徑偏小（自行車專用水壺標準口徑是74毫米）不能牢固地放在水壺架上，很容易在顛簸時掉落。為了避免影響行車視線，記得在喝水時，水壺一定由側面入嘴，避免正面舉壺飲用的動作，更可以防止沒有注意到地面的情況，導致水壺從手裡脫落。如果發現前方有水壺之類的障礙物突發閃避不及時，可以舉前輪跳越。

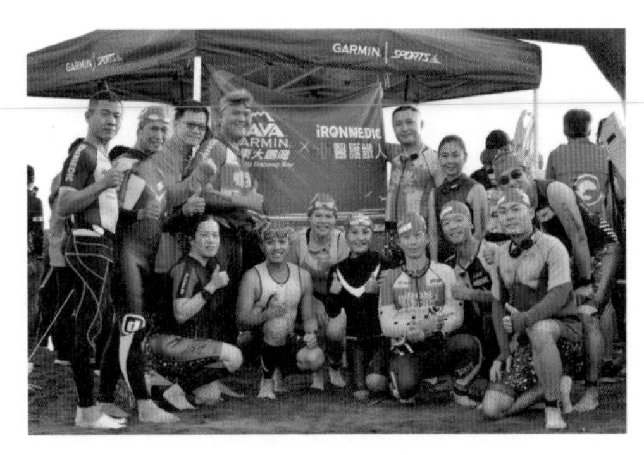

醫鐵學校選擇在大鵬灣進行畢業驗收
圖片來源：醫護鐵人提供

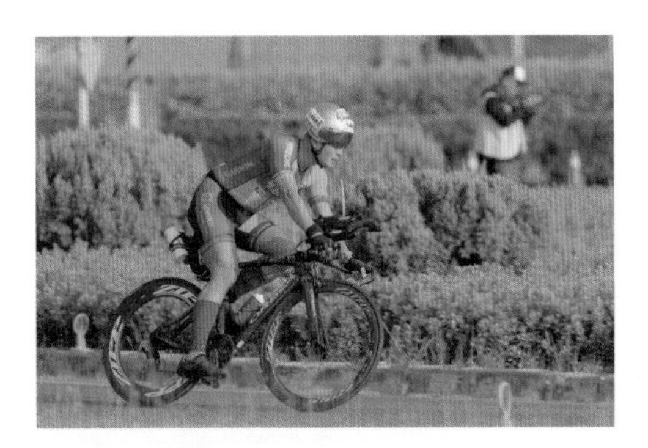

水壺擺放位置與拿取方式攸關效率與生命安全
圖片來源：ZIV運動眼鏡

2.1.7 XTERRA越野鐵人三項墾丁——跟扭傷、摔車、擦傷說掰掰

2020年邁向第三屆的XTERRA墾丁，是全台灣唯一一場越野鐵人三項賽，整體賽道設計除了游泳項目與WeFigh七同樣在墾丁小灣出發外，其他無論是賽程距離還是賽道地形則與其他鐵人三項賽事完全不同，這場回鍋率極高的鐵人暨越野賽，可說是來自於主辦單位的用心經營。第一年舉辦時醫護鐵人便投入支援，看到主辦單位面對僅兩百餘人的參賽者卻提供了超過千人參賽的高規格，讓整場賽事的品質保證及賽事氛圍獲得極大的迴響，也奠定了日後快速崛起、熱烈報名的人氣基礎。

不同於一般越野跑常見的階梯，人們足跡常見的山道，XTERRA賽道途經林道、草原、黃土、河床等多元地形，甚至著名的忠義坡與山巒上一望無際的草原，主辦單位力求賽道全線保持99%的off-road原始路面，結合南台灣的熱情好天氣與獨特的地形構築成一幅幅美麗的圖畫，讓參賽者印象深刻。

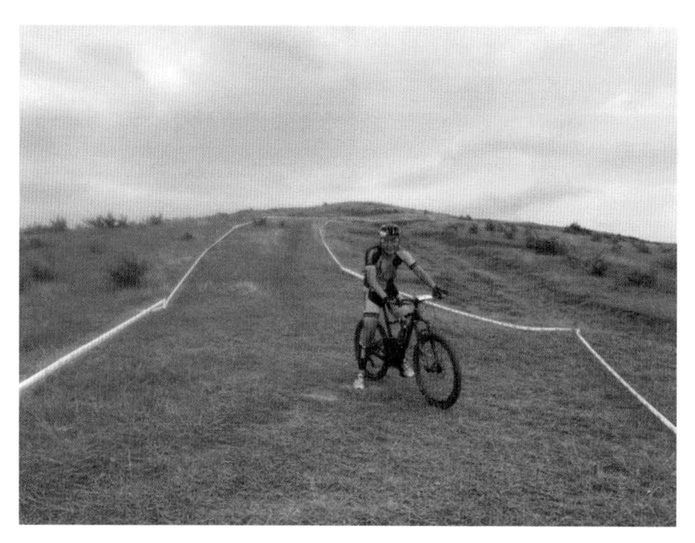

迥然不同體驗的鐵人三項鐵驗
圖片來源：醫護鐵人提供

賽事資訊

A. 地區：墾丁

B. 時間：每年3月

C. 賽事執行單位：XTERRA

D. 賽事網站：https://www.facebook.com/xterrataiwan/

E. 歷年賽程：

a. 越野三項（個人組／接力組）38.5km：游泳1.5km、登山車26km、越野跑11km

b. 越野兩項：登山車26km、越野跑11km

F. 賽事贈品：完賽獎牌、完賽毛巾、紀念賽衣、完賽餐點

G. 運動筆記參賽者評分：

a. 近5年評分：

	2019	2018	2017	2016	2015
平均分數	4.5	4.8			
評分人數	28	9			

b. 2019年評分：

參賽費用	補給品	紀念品／衣服	賽道／風景	報名流程	成績／證書
4.3	4.3	4.6	4.9	4.5	4.6

醫鐵參賽防護經驗分享

許多人因為對越野鐵人三項不熟悉而望之卻步，然而親自參加過兩場XTERRA後累積下來的感受，我只能說這輩子能夠騎在河床上，用登山車跟雙腿穿梭在山嶺及林道間，享受大自然的壯闊，是一件很幸福的事。而且主辦單位為了推廣也會在賽前開辦開放水域／登山車／越野跑訓練營（TRAINING CAMP），讓新手掌握以下完賽要訣：

游泳項目

觀浪、跑浪、跨浪及豚跳

游泳不只跟泳技有關。比賽時在下水前停看聽，下水後借力使力，從一開始藉由觀浪及了解當下風浪、海流、潮汐的情況採取對應策略，到入水後趁海流及浪前進等，事實上仍存在諸多技巧是平常泳池裡所碰不到的。

以觀浪而言，通常離岸邊較遠因地勢較深，浪相對較小，所以只要到這區域就會好游許多，而離岸較近地勢淺的地形則容易有較大浪花，但是如果風浪大，就算離岸100～250公尺出現多道浪也是有可能的。另外，海流除了會影響前進效率外，同時也關乎生命安全，常常有許多地方海流大到讓泳者覺得無法前進的窘境。

另外，從沒有水的沙灘處採用正常跑姿，而在跑入海水及膝的淺灘後改採「高抬腿」跑法，抬高膝蓋並將腳底板稍微往外側撇跑，做出跨浪的動作以減少阻力，接著海水及腰後，用類似「魚躍動作」雙腳蹬地、雙掌著地，跳躍時將雙手以環抱由後向前的姿態起勢增加作用力，在入水前逐漸將全身聚攏縮下巴後，如劍般插入水底的豚跳動作取代游泳，因為這時海水深度太淺，自由式的話手掌容易觸地。

潛越及借浪

水深至胸口高度後，泳者往往會碰到浪由海往岸上推的情況，也就是當你要往海裡游，但是浪卻會朝你前進的反方向襲來，讓你難以前進，這時候記得讓自己像箭一般從浪下鑽過，避免浮在浪尖；相反的往岸上方向游時，要盡量利用衝浪的原理，讓浪頭的力量將你推進上岸！

定位

運用在遠處較大且不易移動的目標，搭配蛙式或自由式左右換氣的技巧在游泳換氣的空檔，進行定位。

跟游

只要有人超過你，而你能追上不費力，最理想的位置在被跟游者的左右小腿側邊，其次為正後方，隨著被跟游者的破水，讓自己減少阻力

登山車

快速檢查的登山車設定／安全

好的設定不僅影響騎乘效率更會影響騎乘安全，登山車三個主要的設定為：1，調整煞車拉桿角度與拉距。2，前後避震器的騎士自體重預壓設定（視賽道情況自體體重為避震行程下沉量20～25%）。3，胎壓設定。兩個次要設定：1，把手寬度。2，把手豎桿（龍頭）長度。

建議選手不要為了提升上坡的騎乘效率而關閉避震器，因為往往上坡後立即隨之而來的陡下坡，會因為沒有避震而產生致命的危險。坐墊高度則建議設定為爬坡設定（相當於公路車設定高度）在曲柄與座管成一直線，且踏板與地面平行時，膝蓋後方應還有150～160度的彎曲。

如何準備XTERRA TAIWAN登山車賽道

建議提前一週需親自騎乘賽事路線，對於重點挑戰項目詢問有經驗的參賽者如何安全突破。例如著名的忠義坡（長達30公尺約15度的山地陡坡），便建議一口氣完成，為了提升踩踏安全及效率，強烈建議採用登山卡鞋進行比賽。XTERRA屬於cross country,XC類賽事，過程中建議以流暢度為主即可，不一定要以下坡車（downhill, DH）飛車跳躍的騎乘習慣進行。騎士騎乘登山車時盡量以低水平核心穩定重心穩的方式進行，除了降低摔車風險之外也能避免體能上的損耗。

日常訓練建議選擇較技術性的路線訓練技巧，正式比賽時則建議選擇較容易騎乘的路線。

登山車基本技術（上／下坡）、慢速平衡、速度控制（煞車技巧）

騎乘時，上下坡應採取水平尺概念，讓身體與車有支點平衡的效果，舉例而言，下坡時以踏板前後水平高度一致，緊接著屈膝推臀彎肘開臂最後核心用力（如下圖）讓腹部在坐墊後上方，藉此取得下坡時最佳平衡位置。當騎乘上坡時，請記得重心下放並推臀坐到坐墊前端收腹核心用力，肘部自然彎曲開臂下放，臀部坐得更靠近坐墊前端，試著讓上半身盡可能放鬆並用核心出力，避免在出力過程拉動把手，藉此讓踩踏更易於出力，同時幫助平衡。

騎乘時雙手全程握住把手，並使用左右手各一根食指，輕觸煞車（利用最小的力量創造最大制動能力），不要用兩根手指以上握住煞車，降低騎乘時因震動而導致脱把的風險。目光看著前輪前3～5米處，想像著用手推著空車，經過不平的路面時仍能如履平地般的順暢感。

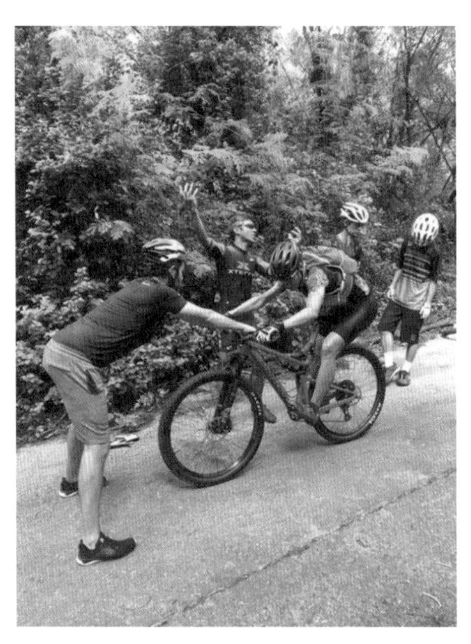

教練林忠義與江晏慶親自示範登山車錯誤騎乘姿勢（此為推臀下坐，正確為推臀不下坐）
圖片來源：醫護鐵人提供

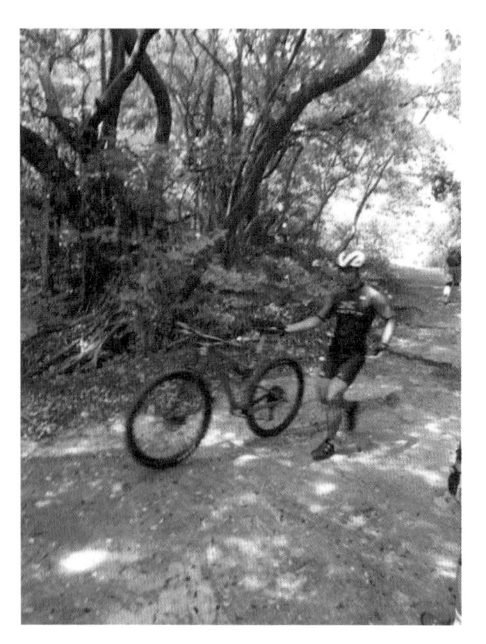

騎乘時應全身放鬆重心適度，將體重及力量放在踏板上，想像空車時在不平路面穩定與流暢感
圖片來源：醫護鐵人提供

2.1.8 墾丁WEFIGHT——自行車時速5公里下的定竿

WeFight墾丁鐵人三項賽嘉年華到2020年已邁入第5屆，每年吸引許多大小鐵人來到台灣最南端挑戰，也是目前經常性在墾丁舉辦的唯一一場三鐵賽。游泳項目從墾丁小灣開賽，是距離墾丁大街最近的沙灘之一，白沙與湛藍海水加上礁岩群區裡棲息豐富的生態，孕育著許多色彩繽紛的海洋生物，三面環山再加上左側為環礁，使得恆春的落山風不易吹入，因此灣內的浪潮較為平穩，在此進行比賽讓人感到心曠神怡。自行車賽道沿途經過著名景點龍磐公園以及風吹砂，接著進入佳樂水，沿著湛藍的海岸，享受沿路陽光和海岸風光。但在美景的背後卻藏著硬陡的賽道及聞名的墾丁落山風，賽事難度可謂虐心。

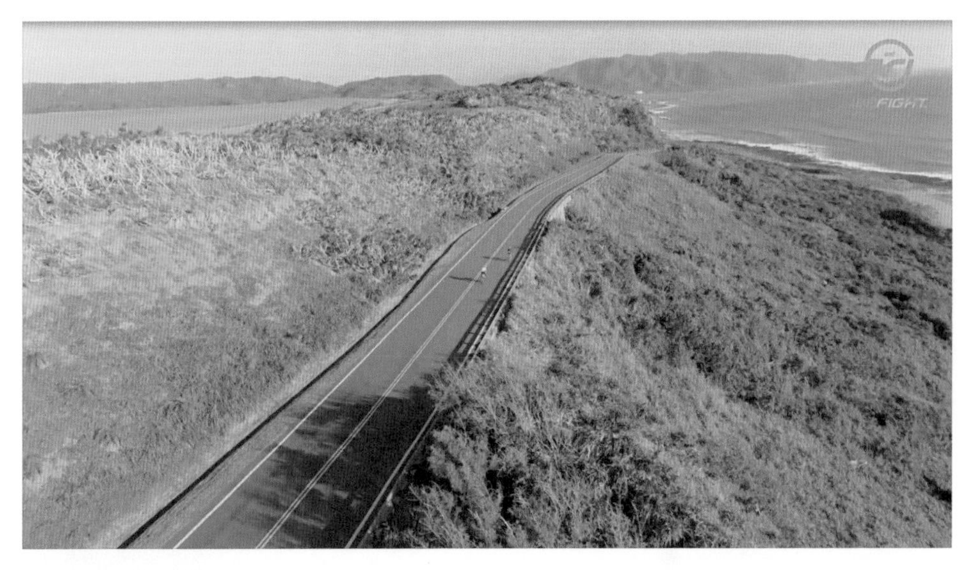

WeFight自行車賽道
圖片來源：動一動

賽事資訊

A. 地區：墾丁

B. 時間：每年10月

C. 賽事執行單位：Waypoint

D. 賽事網站：http://wefight.com.tw/

E. 歷年賽程：113K、51.5K鐵人三項、小鐵人、小小鐵人

F. 賽事贈品：完賽獎牌、紀念賽衣、完賽餐點、選手晚宴

G. 運動筆記參賽者評分：

a. 近5年評分：

	2019	2018	2017	2016	2015
平均分數	4.2	4.2		4.8	
評分人數	1	81		2	

b. 2019年評分：

參賽費用	補給品	紀念品／衣服	賽道／風景	報名流程	成績／證書
4.0	4.0	4.0	5.0	4.0	4.0

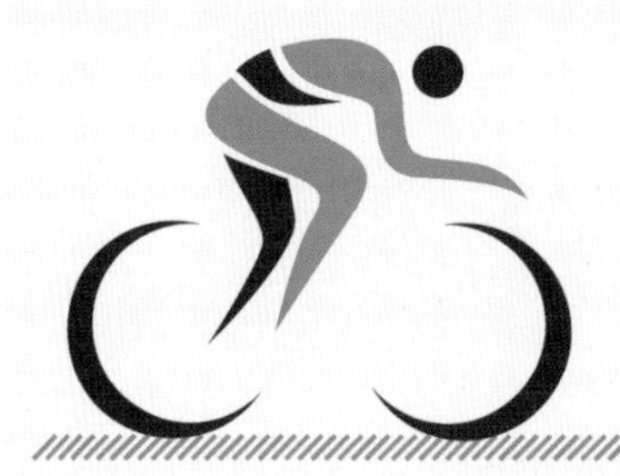

醫鐵參賽防護經驗分享

恆春半島西岸從每年10月到次年4月間，常發生名為落山風的強陣風，最高甚至可以到達12級，有時僅數小時，有時卻可持續數天，這種強風對參賽者而言也曾造成吹翻而造成傷亡的情形。因此除了參考大會是否有規定在車種以及器材上的限制外。例如：禁止碟輪、刀輪。建議如果沒有規定也盡量少採用高板框的輪組甚至是碟輪。筆者就曾在2018鵝鑾鼻往龍磐公園的台26縣道上遭遇強風難以前進，在時速受風阻影響低於時速5公里情況下差點定竿跌倒。

然而「摔車」要利用哪些技巧，來讓傷害降到最低？首先從可預期的因素談起，可分為人為與機故兩種，人為除了與周遭的車手及汽機車碰撞比比皆是，建議除了自己需有正確騎乘態度之外，對於其他車手的異常狀況，如進彎速度過快或過慢，或對向來車越過中線甚至超車等，都必須與其保持距離，以免發生事故。再者，機械故障除了賽前檢查各部位是否有鎖緊外，煞車變速去等制動系統也是重要的巡檢環節。機械故障發生時的反應也相對重要，例如單車前輪破胎時必須緊握把手穩定車身，應該輕煞後輪、使車輛平順停止，且不可擋煞前輪以免失去重心，若破後輪則緩緩煞車並靠邊停駛，以避免後續追撞。

假設真的遇到倒車或摔車時，必須使用類似柔道的護身倒法，在摔車當下手必須緊握把手，藉以出力握緊的拳頭加強肌肉的支撐並且全身用力將頭低下內縮（眼睛盯著肚臍）、身體向內捲曲；保護身體而不至於傷及關節，並盡可能以脂肪較多的臀部或上臂著地來緩衝。這樣一來頸椎及腦部也因多出空間而不受撞擊。二來用力的肌肉可確保關節及骨骼穩固。

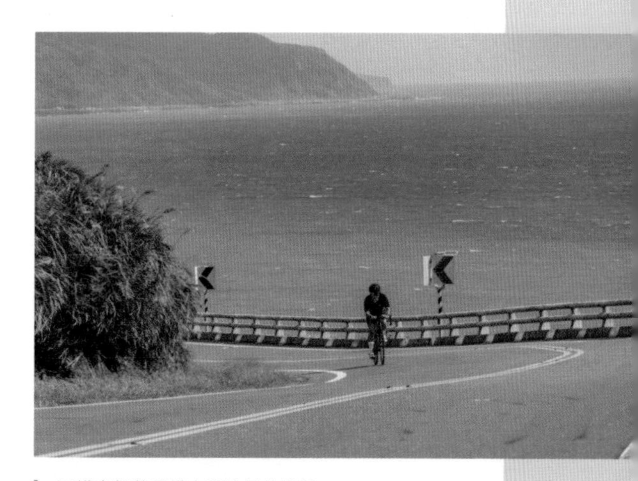

三鐵車仍舊是鐵人賽的最佳選擇
圖片來源：ZIV運動眼鏡

鐵人三項賽中只有自行車項目，是可以砸錢下去就讓你立竿見影，立刻進步幾分鐘甚至十幾分鐘的（去騎三鐵車與菜籃車馬上就知道），對於關門邊緣的人而言，就多了幾分把握。至於是不是要換高檔的三鐵車或輪組便見仁見智了，但根據實驗，三鐵車確實有助於騎車轉換跑步之後的效率，減緩肌肉不適或抽筋的症狀。至於不同的輪組有其獨特的要點合適使用的地形，比方說碟輪、三刀輪或是高框板輪往往用於考慮空氣力學、計時賽、鐵人三項等賽事。

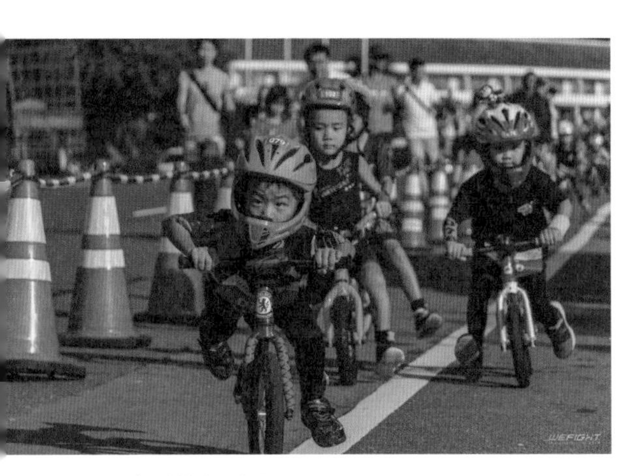

小鐵人單車項目
圖片來源：大會提供

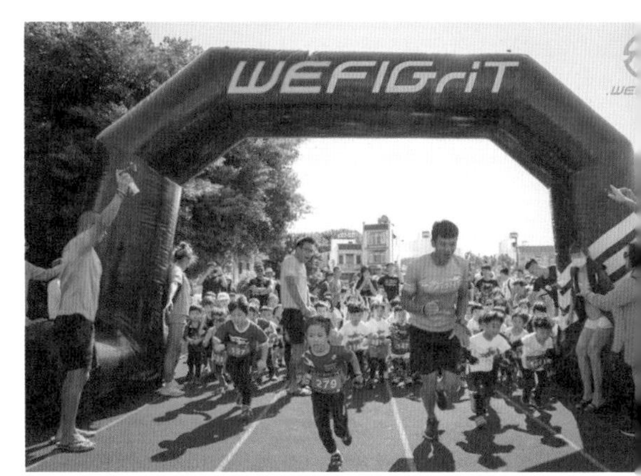

小鐵人開賽啦
圖片來源：大會提供

2.1.9 IRONMAN澎湖226km超級鐵人三項——鐵人的終極考驗

IRONMAN是全世界最有名也是歷史最悠久的鐵人三項賽事主辦單位，而其系列賽是目前全球成長最快速的鐵人三項競賽，全世界已累計超過600萬人次參加；許多鐵人畢生的夢想就是一生中至少參加過一次，甚至希望在澎湖獲得佳績取得前進世界錦標賽門票，到鐵人界裡的最高殿堂——夏威夷科納島IRONMAN世界錦標賽朝聖，這場極限鐵人賽在2019年第一個游泳項目3.8公里海泳在蒔裡沙灘旁的海域開始，參賽者必須面對暗流及水母；接著180公里自行車項目，賽道橫跨澎湖、馬公、湖西、白沙、跨海大橋、西嶼全島，強烈東北季強陣風無時無刻考驗挑戰者的毅力；最後

42.2公里路跑路線安排在第三漁港前的4線道路上，澎湖的丘陵地形讓參加者終生難忘，終點線則設在喜來登酒店旁的綠地，比賽時間為清晨6時持續至晚上11時，所有選手必須於17個小時內完成賽程，成功完賽者通過終點拱門時，主辦單位主持人會榮耀冠以「You are an IRONMAN」光環。

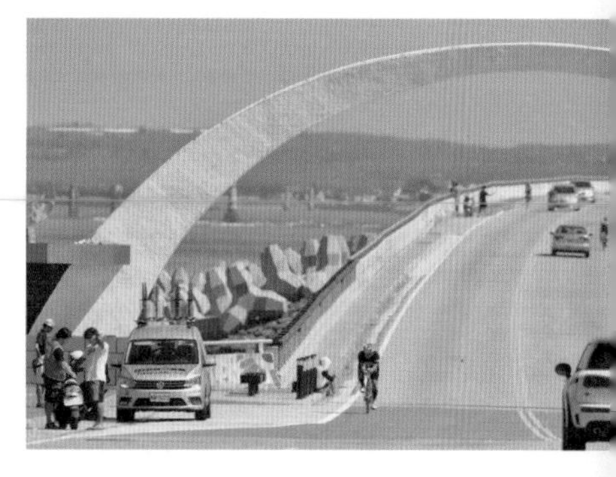

澎湖跨海大橋
圖片來源：動一動

賽事資訊

A. 地區：澎湖

B. 時間：每年10月

C. 賽事執行單位：台灣鐵人三項公司

D. 賽事網站：https://www.taiwantriathlon.com/

E. 歷年賽程：226k鐵人三項

F. 賽事贈品：完賽獎牌、紀念賽衣、完賽餐點

G. 運動筆記參賽者評分：

a. 近5年評分：

	2019	2018	2017	2016	2015
平均分數	4.4	3.3		3.7	4.7
評分人數	5	2		6	232

b. 2019年評分：

參賽費用	補給品	紀念品／衣服	賽道／風景	報名流程	成績／證書
3.4	4.2	4.6	4.8	5.0	4.4

醫鐵參賽防護經驗分享

賽前練習

以醫鐵每人平均每年的各類型（馬拉松／自行車／鐵人三項）參賽數達20～30場次，幾乎是賽事旺季週週有賽事的情況來看，醫鐵們可以說是以賽代訓，累積了許多賽場經驗，在賽事中練習除了能避免長距離導致的交管風險，更能讓自己學會配速及身體狀況的掌握。

餐飲補給

從賽前的飲食控制到開賽前的餐點，甚至賽中的補給，醫鐵對於226超鐵有獨到的方法：

賽前飲食

除了控制蛋白質的攝取量與總卡路里外，學會在賽事過程中以羊羹、果膠或能量棒進行飽食感的訓練也是不可少的一環。許多人在超鐵時進行過多的飲食，到了跑步路段不是嘔吐就是肚子疼，這些都是過程中進行不當的補給所造成的。

開賽前的餐點

以白饅頭及BCAA沖泡能量粉還有鹽礦物錠是醫鐵們最常見的開賽前飲食內容，因為過多分量或是添加各類調味的餐點極容易造成肚疼等身體不適的狀況。

賽中餐點

自行車段可以幫自己準備運動用的羊羹及BCAA能量膠還有鹽礦物錠，通常226的補給站會有可樂、運動飲料及香蕉甚至BCAA能量膠，建議少喝可樂避免脹氣發生，但軟性易消化的食物，例如：羊羹及香蕉等，則可以輔以流質飲品食用。最後，如果太多的能量果膠在路跑段也容易因消化不良造成肚疼，且固體難以消化的餐點千萬不要食用太多，以免在路跑段發生嘔吐。

完賽心法

游泳段

跟游

大會有禁止輪車但可沒有禁止跟游，跟游不僅能避開狹窄泳道自行開路時的肢體碰撞，再者對於水母群而言，大量的泳者反而讓牠們選擇避開，如果以前一天筆者試游同樣海域被螫傷的機率相較，賽事當天足足少了90%的螫傷率。最後跟游還能提升游速，但跟游也是有技巧的，如果你選擇跟游的對象實力遠比自己強，那麼爆掉且抽筋的可能性將大大發生，所以說，跟游最好的選擇方式就是當有人從你身旁超過時，及時跟上後還能輕鬆換氣者為佳。

上岸後沖水

海泳上岸後若無沖洗乾淨，身體在風乾後容易因鹽分而造成摩擦，所以強烈建議多花點時間運用大會在上岸處所準備的清水幫自己充分清潔。

自行車段

水分補給

許多人問筆者，226過程中到底怎麼吃，這邊建議，自行車段如果按照大會的補給站設置位置，每次幫自己補上3～4瓶水（休息把前置水壺1瓶＋坐墊後2瓶＋車架上1瓶）並視身體情況於下次補給站適度飲用，包準不會脫水，還能有一定程度的飽足感，假設真的喝不完時，清水還能用於安全帽上進行降溫。

路跑段

冰塊！冰塊！冰塊！

從自行車到路跑，筆者身上隨時隨地都背著至少一袋由大會補給站所提供的冰袋，一來讓自己在高溫下劇烈運動的核心進行降溫，二來遇到中暑的參賽者也能提供進行第一時間的救助。

神奇的八分速

沒錯！就是八分速，沒事在馬拉松8分鐘跑1公里就會被笑或是問哪邊不舒服的速度，這次筆者從頭到尾堅持八分速，穩穩推進，用簡單的數學來看：42公里*8分鐘／公里＝336分鐘＝5小時36分便能完賽。

享受通過終點拱門時，主辦單位對著你喊：You are an IRONMAN！

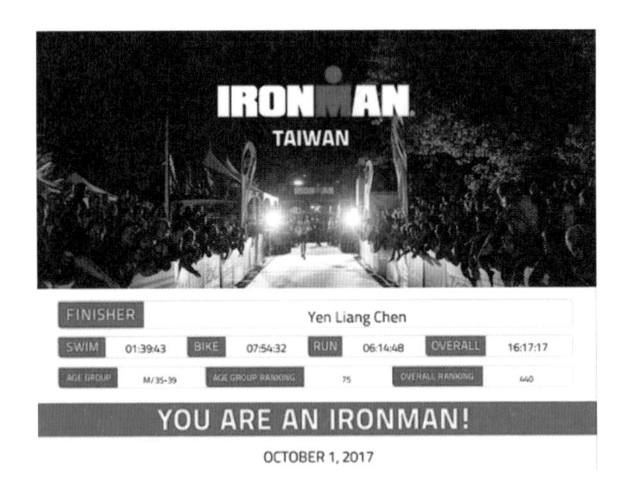

筆者完賽成績

圖片來源：IRONMAN官網

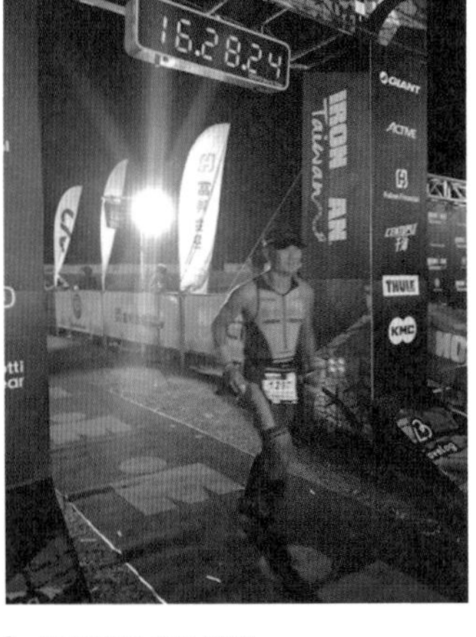

筆者通過終點拱門

圖片來源：醫護鐵人提供

2.1.10 已停辦的經典賽事回顧——LAVA福隆、LAVA苗栗、LAVA馬沙溝、CTTA日月潭、tSt台中、LAVA墾丁

	LAVA福隆	LAVA苗栗	LAVA馬沙溝	CTTA日月潭	tSt台中	LAVA墾丁
最後一次舉辦	2018	2017	2018	2017	2018	2018
賽程	51.5k	51.5k	51.5k	51.5k	51.5k	226k 113k 51.5k
主辦單位	台灣鐵人三項公司	台灣鐵人三項公司	台灣鐵人三項公司	中華民國鐵人三項運動協會	世界超級鐵人有限公司	台灣鐵人三項公司
地點	福隆海水浴場	苗栗通霄海水域場	馬沙溝濱海遊憩區	日月潭及環潭道路	大安海水浴場周邊	屏東海口金沙灘

	LAVA福隆	LAVA苗栗	LAVA馬沙溝	CTTA日月潭	tSt台中	LAVA墾丁
運動筆記參賽者評價	3.6	4.2	3.6	4.3	4.0	3.7

來源：筆者自行整理

從上表來看，其實台灣還有許多的地方可以舉辦鐵人三項，只是礙於各式各樣的原因，讓許多的好比賽停辦了，特別加上台灣許多的場地冠上了水源保護地等字樣，加上官方申請、地方協調流程冗長甚至當地部分居民的阻撓，導致許多的好比賽被迫取消或是無法申請場地，大大限制了鐵人三項運動的發展。

以下將以醫護鐵人實際參賽經驗，融入賽事特色為大家介紹這些賽事，期待日後仍能報名參加。除了本篇介紹之外，其實綠島、馬祖、金門都有辦過鐵人三項賽事，未來如果有機會再陸續為大家介紹。

LAVA新北福隆

LAVA新北市福隆站這場賽事，對北部的鐵友們除了省下一筆交通住宿之外，游泳場域在福隆海水域場的內海對於尚未克服海泳恐懼的新手更是一大福音，風景秀麗、依山傍水的福隆地區是一個河流與海的交匯處，水流平穩內河河面寬，且不少地方能夠站起來。自行車賽道部分，2018年主辦單位將容易摔車的「北42線」危險崎嶇的山路路段，改為台2丙騎到平雙隧道前接「北38線」一路平順至台2丙，讓選手們更加安全。

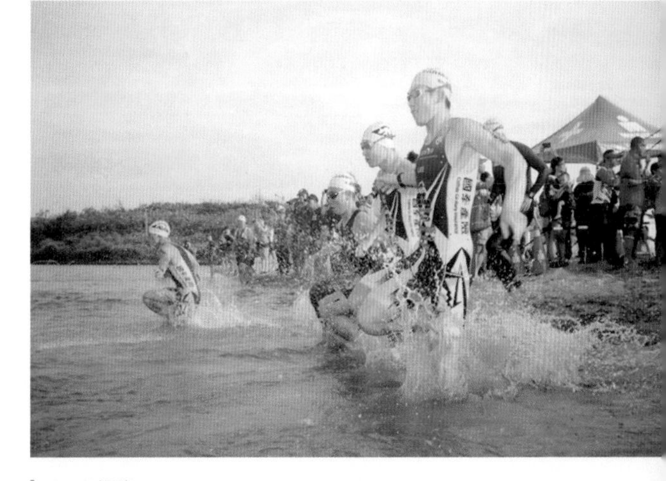

LAVA福隆
圖片來源：醫護鐵人提供

醫鐵參賽防護經驗分享

因為北海岸賽道通常屬於交通要道，故主辦單位很難申請全路封，所以一般都是半路幅或單向的方式進行申請，所以騎車要小心路中間的貓眼石及管制用交通錐，因其格外容易導致摔車。

LAVA苗栗通霄

在2017於苗栗通霄海水浴場舉辦後，因海象及眾多因素為此連續4年（2014推出首場）舉辦經典賽事畫下了句點。本賽事是筆者生平參加過台灣鐵人賽中海浪最大的一場賽事，該地遠看平靜無波，近看卻是波濤洶湧，動則高於一層樓半至兩層樓的大浪，讓許多選手離岸後200公尺內，仍不停被海浪打回岸上，甚至選擇棄賽，十足考驗參賽者游泳及鑽浪的技巧。

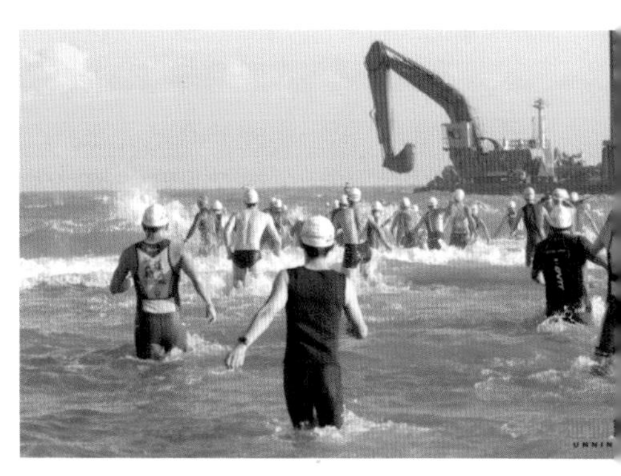

LAVA苗栗通霄海水域場
圖片來源：運動筆記

醫鐵參賽防護經驗分享

海浪種類大致可分為三種，1.風浪－由風吹海面所造成的浪即為風浪，正所謂無風不起浪，其所挾帶能量較小。2.湧浪－在外海受到強風不停地吹拂所造成的浪，有可能侵襲近岸，對岸邊結構物造成嚴重損害；所挾帶的能量較大。3.海嘯－由海岸或海底地震造成海床垂直移動所產生的波浪。所挾帶的能量最大。

而在2017～2018年LAVA苗栗鐵人賽筆者所碰到的海浪，屬於風浪中高於一層樓半的大浪。2019年在參加LAVA墾丁鐵人賽因為則屬於湧浪。都是屬於一般參賽者較為恐懼的海浪。但如果能夠熟練觀浪及越浪技巧建立信心克服恐懼，便能享受開放水域的樂趣。

越浪

如果海游時浪頭只到腰部，這時可以跳躍起來將背及臀部對浪破水；若浪高過頭部，則雙手合十高舉過頭，身體呈一直線從浪下鑽過，順著海浪往海裡帶動的力量游出；而當折返往岸邊游時，則運用衝浪的概念，利用浪頭的力量將自己往岸邊推動。

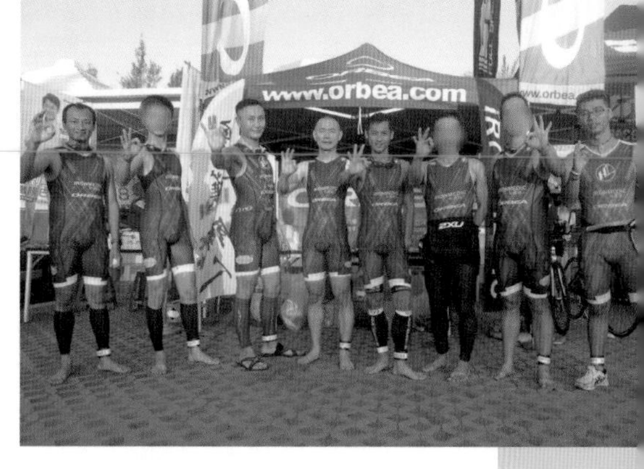

2016年醫護鐵人參賽照
圖片來源：醫護鐵人提供

LAVA馬沙溝

LAVA馬沙溝做為醫護鐵人創立以來第一場支援的任務賽事，在馬沙溝濱海遊憩區2019年無人接手經營後便告難產，但如果在預算有限精力無限而本場賽事又舉辦的情況下，筆者一定會納入口袋名單的就是Lava台南馬沙溝鐵人賽。究竟是什麼原因能讓筆者如此嚮往？看完以下便會秒懂。

醫鐵參賽防護經驗分享

理由一：歡迎高速狂飆

在LAVA馬沙溝歷史賽事中，台61快速道路全程封閉，讓自行車路段幾乎全程都能安全無虞地盡情狂飆，享受風馳雷掣的快感。想要測板輪跟碟輪的，不怕太快的話可以來體驗。

理由二：龐大的專業運動寫真團

根據歷年的經驗，這場曾有ZIV、運動筆記、尋寶網、PHOMI、運動平台派專業運動攝影師在這場盛會中出現的情況，想要美美的相片來這場就對了。

理由三：賽後海港美味

主辦單位曾在現場辦桌，從海鮮粥到啤酒供應，讓平常只能領到便當的筆者，可以有另一種吃到飽的選擇。

理由四：高規格的賽事安全

從賽場上的醫護鐵人會與大家一起玩賽事，到主辦單位另外邀請醫護鐵人賽事安全顧問進駐，並結合知名醫鐵體系協作，完賽的救護體系讓人參賽安心。

理由五：國際級賽事的主辦單位賽事公平性高

Lava台南馬沙溝鐵人賽其實與國際級的IRONMAN鐵人三項同屬一個主辦單位——台灣鐵人三項公司。該公司在賽事氛圍及刺激度都有一定的水準，在近年密集比賽的洗禮後，筆者才知道，原來報名比賽也是要認主辦單位的。該主辦單位對於賽場上的嚴格執法可是有名的，從準時關門到輪車甚至你裸上半身，主辦單位抓到違規一律處理，但如果你不小心沒能完賽，主辦單位還會貼心幫你準備殘念獎牌。

理由六：全家同遊樂園免門票

馬沙溝的白沙灘與湛藍海水，在豔陽照耀下呈現金黃色連成一片，在馬沙溝海水浴場尚未停止營業之前，賽事期間，無論是選手還是家屬一律進出免費。根據之前馬沙溝海水浴場的收費，全票100元，半票60元（身高110公分以下），看來最好一家老小一起帶著去比賽最划算。

CTTA日月潭

在筆者生平參加過的三鐵賽事中，這場51.5k的難度堪稱排名第三（第一為LAVA墾丁、第二為WeFight墾丁）對老鐵人來說，這裡是個充滿回憶的地方，除了統一盃時代的最後一場鐵人賽在此畫下句點，2017年CTTA在日月潭伊達邵遊艇碼最後一次舉辦後也成絕響。2017年該場自行車車及路跑都是山路，除了非常消耗體力之外，自行車路線更是很陡很急很彎又滑的丘陵山路競賽路線，上下起伏的環湖騎乘考驗選手的肌耐力及操控技術，尤其在「髮夾彎」特多的日月潭，過彎剎車的時間點格外重要，剎車頻繁容易影響速度，剎車不及時也很容易撞上護欄。

醫鐵參賽防護經驗分享

煞車系統分為前煞車與後煞車，煞車的順序是先煞後輪再煞前輪，但緊急時常常忘記這個順序，所以建議讀者前後輪同時煞車。前煞車制動力較明顯，容易在短時間降低速度，但如果重心過於前面，容易造成後輪騰空向前翻的風險，因此不建議單獨前煞。後煞車制動力較弱，適合微調控制速度快慢，但是如果煞車力道過猛，依舊會發生後輪鎖死產生橫向偏移的甩尾狀況。

入彎之前就要應先減速，而不是邊過彎邊煞車。煞車時需雙手同時煞車並盡可能採多次漸進式煞車，也就是持續點煞的方式作動，取代一次緊急煞車，對於多彎道及陡下坡的路線千萬不可以瞬間全力按壓煞車，錯誤的剎車方式容易造成翻覆。另外，剎車時必須考慮到前置距離。例如：自行車平均速度在25~30km／h，所以至少保持15～20公尺的安全距離，養成發現前方路況不佳時提前剎車的好習慣。

公路車煞車握法主要可以分為握上把與握下把等2種方式。

握下把：由於施力點不同相較於上把的煞車力道大，煞車制動力較強，適用於陡降坡，容易快速降低速度。

握上把：煞車制動力較弱，適合於緩降坡，容易微調煞車力道。建議使用2根手指取代用4根手指按煞車把手（使用大拇指與無名指以環扣方式握住把手，食指與中指專責操控煞車把手）。如果加強煞車力道再增加至3根手指即可。

三鐵車建議除非電子變速，否則在上下坡盡量少用空力把上的變速系統避免操控上危險。特別在下坡時雙手握住沒有煞車的空力把時要格外小心。

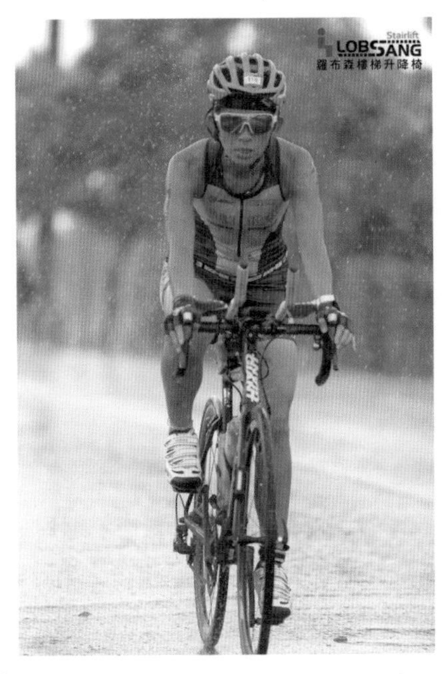

公路車騎乘時須注意上握把的手勢
圖片來源：醫護鐵人提供

tSt台中

2017年我跟醫護鐵人們在大安海水浴場經歷一場永生難忘的三鐵賽，我們在連綿細雨中下水游泳、滂沱大雨中西濱快速道路上騎車、小雨朦朧中跑步。因為大安海水浴場海岸線外圍有一個沙丘阻隔著，無風無浪，好似一個一個大型游泳池。更因海水退潮的關係，游泳項目許多段水深只到腰間，甚至淺到不好游只好站起來用走的奇景，途中還能見到小魚跳起的畫面，伸手一抓碰到小魚呢！本場比賽2019年以後停辦，自此台灣中部也沒有戶外的大型鐵人三項賽事了。

醫鐵參賽防護經驗分享

雨天騎自行車建議攜帶雨衣、視線良好的防風太陽眼鏡、前後防水車燈、浴帽、自行車專用手套及鞋套，甚至是潤滑油等。

前後防水車燈

因為大雨會影響視線，所以最好裝上前後車燈，除了能看清路況外，重要的是讓別人能在雨中看得見你。

戴浴帽、自行車小帽或透氣保暖頭巾

建議可購買自行車小帽或透氣保暖頭巾，如果雨勢很大或是天氣很冷，也可以在下雨時將浴帽套在安全帽外層，這樣可以避免雨水淋濕你的頭部。

潤滑油

雨天騎乘後建議立即用自來水清洗單車沾附的泥沙、髒污，並在沖洗後以抹布擦乾車身上餘留的水分，使用類似自行車專用的WD-40潤滑油，潤滑鍊條和飛輪傳動系統，靜置20～30分鐘後再轉動踏板，並上下切換變速系統，讓潤滑油均勻沾附到飛輪上。

穿鞋套

如果穿著卡鞋騎乘，可以使用專用的卡鞋鞋套，以避免淋濕腳踏部分，以免因為淋雨而生鏽。

穿雨衣

建議如果預算足夠，那就買一件自行車專用的鮮豔亮眼反光飾條風雨衣，因為相較於一般雨衣則顯得透氣保暖，在雨中會格外明顯。如果沒有那只好買超商的簡便雨衣，在穿上雨衣後請務必把雨衣的下擺折到腰間打結（或把雨衣下擺反折塞進車褲內），避免雨衣下擺過長導致絞入與大盤或車輪影響騎車安全，並別戴雨帽，以免視線和聽覺受到影響。

戴自行車專用手套

哪怕沒下雨都建議一定要戴自行車專用手套，在雨天戴手套可以增加握緊車把手的摩擦力，避免手滑造成危險。

配戴視線良好的防風太陽眼鏡

雨中騎乘可以戴透明或黃色鏡片視線良好的防風太陽眼鏡，避免雨水直接潑入眼簾。如鏡片顏色太深，在雨中會讓視線變得更模糊。建議可在鏡片上噴一些防潑水防霧護膜，避免起霧變成白濛濛一片。

LAVA墾丁

筆者生平第一次遊走在生死邊緣的就是在「2018 GARMIN LAVA公益超級盃國際超級鐵人三項賽——屏東墾丁站」，該賽事海泳下水點是海口港而自行車則是在墾丁白沙灣與恆春機場之間進行。因賽事月分安排墾丁落山風盛行的12月，因此比賽難度極高。其實，LAVA主辦單位台灣鐵人三項公司也曾在墾丁舉辦過多場鐵人三項甚至路跑賽事，例如台灣第一場226。

醫鐵參賽防護經驗分享

浮力衣褲不可少

當LAVA墾丁主辦單位在開賽前宣布可以使用防寒衣時，現場一片歡聲雷動，這麼多的參賽神人為什麼還這麼開心？其來有自，因為穿著相關浮力衣褲加上海水本身的浮力後，根本是用飄在海上來形容，手腳只要輕輕一划身體便往前移動了，更何況如果是連身型的防寒衣還可適度防止水母的螫傷。

跳島戰術

大會規定不能輪車，且對於每車間的距離與時間都有嚴謹的規定，這時候，如果你有餘力持續超車的話，建議以跳島的方式，每超過一台車便往下一台車的後方持續前進，運用降低風阻的概念提升速度。

長下坡時運用休息把趴車

多數鐵人皆以三鐵車參賽，而當面臨爬坡失利的局面時，最理想的就是長直線下坡時以低風阻的休息把趴車動作提升車速。但建議要這麼做需要賽前對路線有做過功課，否則徒增風險。

賽後別忘了拿走個人物資

筆者居然在本賽事結束後將一個價值新台幣約2萬多元的個人物資收納袋遺忘在賽事現場，幸好當時有在大會擔任志工及後來升任醫護鐵人高雄夜跑團的隊長李珮綾幫忙尋獲，否則可就損失慘重了。

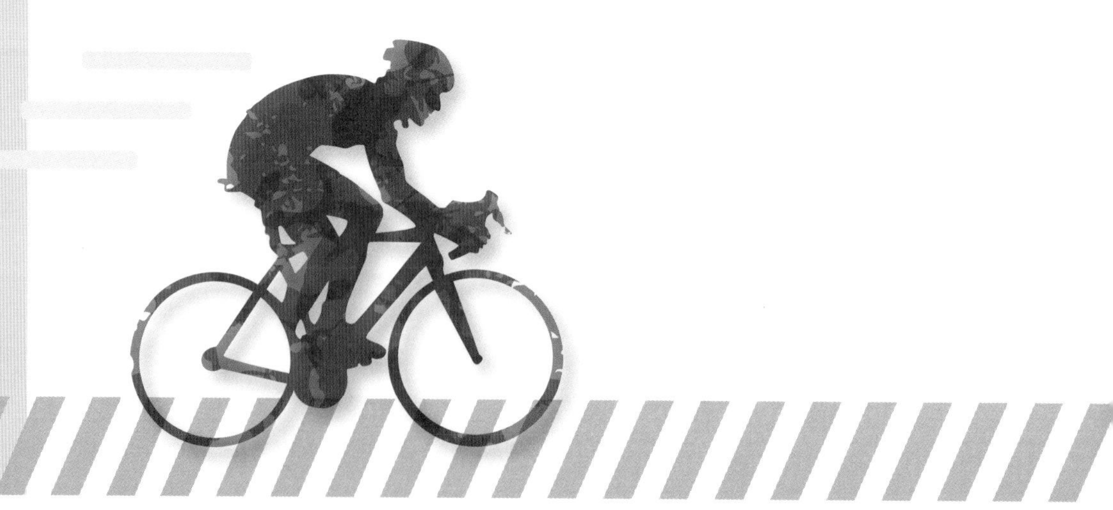

2.1.11 捷安特鐵人兩項——新手鐵人小招數大學問

「捷安特嘉年華」從1994年開始舉辦至2019年為止，在26年的歲月裡共舉辦25屆的活動，其中因為在1999年發生了921大地震故停辦一屆。有別於純公路車賽事，「捷安特嘉年華」，從最初的自行車越野賽單日賽延伸到公路賽、公路越野賽，甚至結合鐵人兩項賽。在2019年嘉年華共3天，共以2個場地推出6大項活動，每項賽事獨立場地與路線讓車友投其所好。

在2019年全台純粹以鐵人兩項舉辦而非以鐵人三項為主的賽事，也僅有捷安特鐵人兩項與大腳丫鐵人兩項而已。若想跨入鐵人圈，捷安特鐵人兩項（自行車40k限時120分、路跑10k限時90分；整體賽事限時3小時30分內完成）可謂新人首選。

① 8／25花都42k挑戰賽、鯉魚潭75k挑戰賽

② 9／21 off road鐵砧山：XC越野繞圈賽、 Enduro全地形越野賽、兒童Push Bike趣味滑步賽

③ 9／22大鐵人兩項賽、小鐵人兩項賽。

活動期間多達3天共6項賽事，每項賽事獨立場地與路線讓車友投其所好

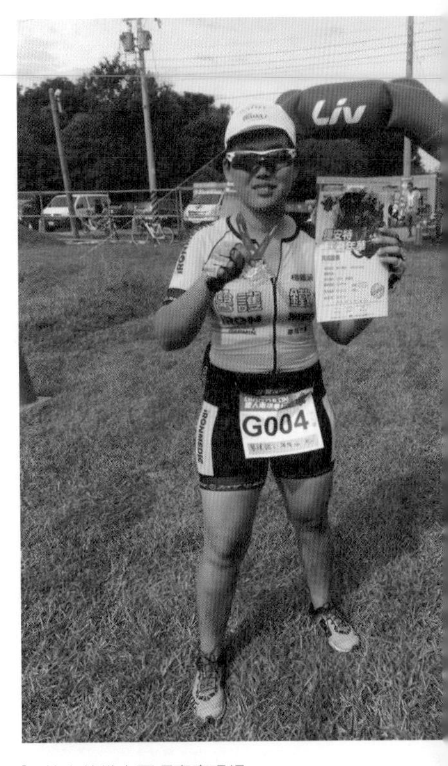

捷安特鐵人兩項賽事現場
圖片來源：醫護鐵人提供

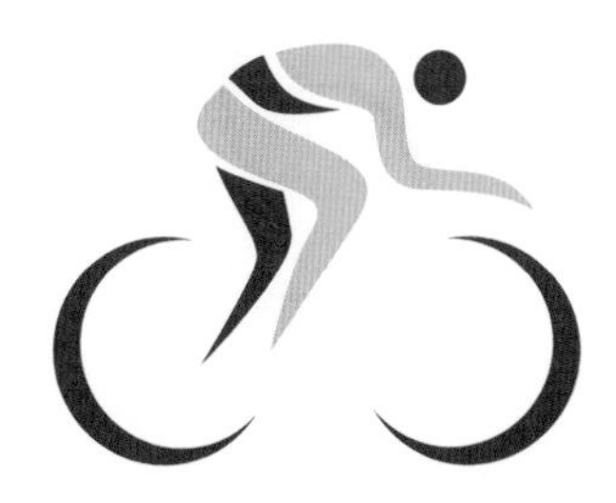

賽事資訊

A. 地區：台中市

B. 時間：每年9月

C. 賽事執行單位：捷安特股份有限公司

D. 賽事網站：https://www.giantcyclingworld.com/

E. 歷年賽程：42k公路車賽、75k公路車賽、越野繞圈賽、全地形越野賽、兒童Push Bike趣味滑步賽

50k大鐵人兩項賽、4k小鐵人兩項賽。

F. 賽事贈品：完賽獎牌、紀念賽衣、完賽餐點

G. 運動筆記參賽者評分：

a. 近5年評分：

	2019	2018	2017	2016	2015
平均分數	3.7	無	3.4	3.8	無
評分人數	7	無	6	7	無

b. 2019年評分：

參賽費用	補給品	紀念品／衣服	賽道／風景	報名流程	成績／證書
3.9	3.0	3.9	3.6	4.0	4.0

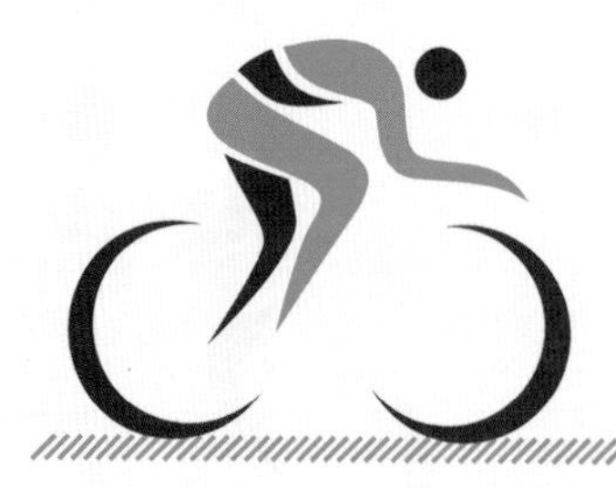

醫鐵參賽防護經驗分享

比起鐵人三項，鐵人兩項除了少了游泳項目與游泳→自行車的轉換區外，其他項目可以說是一模一樣，所以蠻建議在參加鐵人三項前先完成鐵人兩項累積實戰經驗，避免自己的初鐵慘遭滑鐵盧。筆者自己便是先完成阿公店鐵人兩項之後，再完成高雄愛河的鐵人三項。以下的經驗談是筆者累積影響完賽的大關鍵，希望對新手們能有幫助：

詳閱選手秩序冊研究路線

有別於高雄阿公店鐵人兩項將賽事分開前後三段賽程（跑步→自行車→跑步），捷安特鐵人兩項則是自行車→游泳，因此參賽者在參賽之前務必詳閱選手秩序冊做好準備。

憋尿拚成績？男性穿連身三鐵服怎麼小便？

許多人在賽事中為了追逐成績，如有尿意時往往會選擇憋尿，憋尿不僅容易增加尿液中致癌物質對膀胱的作用時間，根據國外研究報告顯示，有憋尿習慣者罹患膀胱癌的機率比一般人高3～5倍。除非你學會「邊騎邊跑邊尿」，不然在有尿意時就得乖乖找個洗手間小便。因此許多參賽選手選擇在小便時相對方便兩截式的車衣褲或三鐵服。但如果男性選擇連身式的三鐵服參賽呢？難不成要全身脫掉後再上嗎？當然不是！以連身三鐵服而言，只要從大腿處的褲管直接向上拉起至陰莖處即可順利如廁。

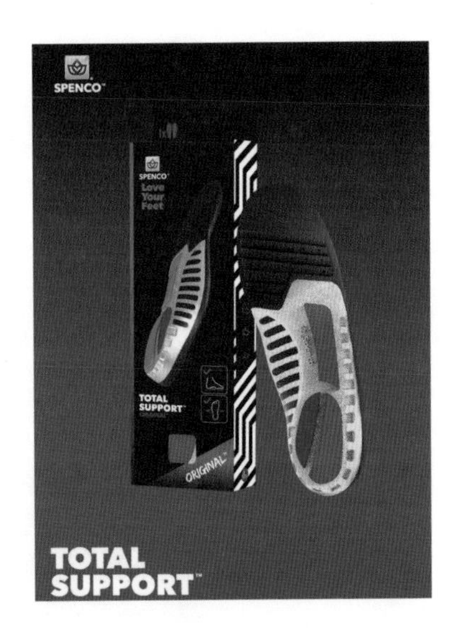

使用適合自己的鞋款與鞋墊

鐵人兩項下肢肌群的運用比重相對性較高，而足部的傷害更是司空見慣，預防是勝於治療的，或許您會捨不得花錢購買有益足部健康的產品，但真的遇到足部病痛，卻甘願花大錢治療與復健。好的鞋墊與鞋子是24小時保護雙腳的概念，讓雙腳適度休息、增加運動效能與保護、避免過度使用而受傷。

為什麼要挑選符合雙腳的鞋子與鞋墊，那是因為足弓與蹠骨須於正確位置受到支撐與保護，才能帶給使用者更健康的身體並提高運動效能，而不是等到腳受傷後才想到使用。建議在挑選鞋款或鞋墊必須留意腳跟緩衝、深度後跟穩定腳杯、足弓支撐、外側中足支撐、蹠骨釋壓墊和前腳掌緩衝的設計。

不亂丟垃圾既環保又安全

特別是自行車項目，為了達到最短時間最快補給，時常會一邊騎乘一邊吃補給品，但如果沒好好處理自己製造的隨身垃圾，不僅隨意丟棄被裁判發現會被罰時，飛起在半空中或是掉在地上的垃圾又容易直間接引發車禍，那垃圾該怎麼辦呢？大部分都是想到再塞回口袋，更差勁的行為是隨地亂丟。但是塞回口袋會發生兩件困擾的事情：（1）如何區分已吃完或未吃過。（2）未吃完的果膠容易與其他補給黏在一起。

醫護鐵人賽事總監呂楙晉建議，最簡單的方法就是塞在褲管，很簡單就解決了以上的問題。讀者或許會問：這樣不是會卡卡的，或包裝紙會磨擦大腿造成不舒適嗎？實際上，完全無違和感，建議讀者可以嘗試看看，還可以達到垃圾不落地。

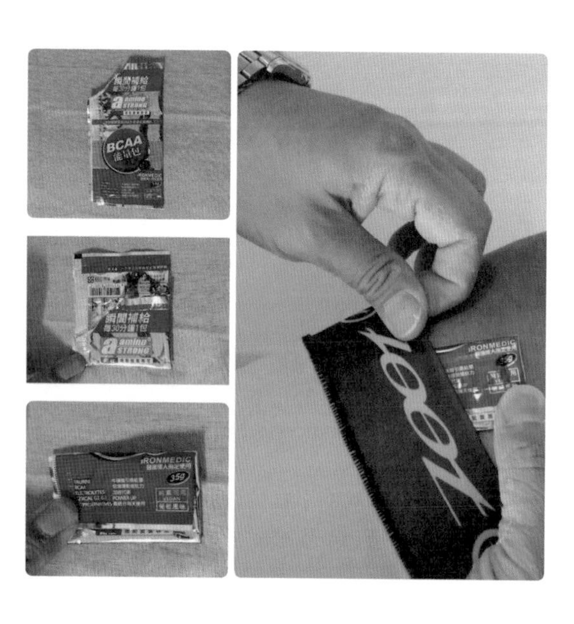

2.2 馬拉松及路跑篇

2.2.1 國內馬拉松及路跑介紹

在談國內馬拉松及路跑之前，我們先來複習一下賽事認證的機構與專有名詞WA、IAAF、AIMS及ITRA英文縮寫。

IAAF－國際田徑聯合會

全名是International Association of Athletics Federations，2019年6月，國際田徑總會通過了將**國際業餘田徑總會**（International Amateur Athletics Federation）變更為「世界田徑」（World Athletics）。

IAAF根據比賽的綜合水準（如：裁判等級、計時系統、保障體系、賽道情況、參賽運動員水平等）給馬拉松定了三個標準級距，分別是金標、銀標和銅標。同時IAAF在2019年除了原本的金、銀、銅標外，又新增規格更高的白金標（Platinum），隨著2019年台北馬拉松的升格，是台灣首個獲取國際田徑總會（International Association of Athletics Federations, IAAF）銅標賽事的城市馬，就是指這個IAAF的銅標。加上萬金石的銀標，台灣目前共累計兩場獲得IAAF標準認證的賽事。

AIMS－國際馬拉松與路跑協會

全名是Association of International Marathons and Road Races，有些國際型賽事的報名資格就限定要符合AIMS認證的賽事成績。例如波士頓馬拉松便需要USATF、IAAF road race認證或是AIMS認證的全馬賽事成績。因AIMS設置了路線丈量的標準，只要獲得AIMS認證便代表賽道的品質有所保證。而菁英選手欲進入最高聖殿奧運，登錄於世界紀錄的成績便需要通過IAAF-AIMS認證作為參賽標準。

台灣一年馬拉松及路跑賽事高達600～700場次，但實際獲得AIMS認證的賽事卻屈指可數，2019年獲得AIMS的賽事如下：例如嘉義阿里山馬拉松（1月）、台北渣打公益馬拉松（1月）、高雄國際馬拉松（2月）、金門馬拉松（2月）、台中世界花卉博覽會國際馬拉松（2月）、台北國道馬拉松（3月）、新北市萬金石馬拉松（4月）、長榮航空城市觀光半程馬拉松（4月）、WOMEN RUN TAIPEI （4月）、日月潭環湖馬拉松（10月）、菊島澎湖跨海馬拉松（11月）及曾文水庫馬拉松賽（12月）及台北馬拉松（12月）等13項賽事。

ITRA－國際越野跑協會

全稱是International Trail Running Association。ITRA是全世界越野跑賽事的標準制定單位，ITRA會對越野賽事賽事的長度、爬升等指標進行評估然後提供一個分數。如果你想參加最具盛名的UTMB環白朗峰超級越野耐力賽，就需要ITRA的積分。

完賽不同的越野賽便可獲得不同的積分。

綜合上述我們可以藉由以下要素來判斷路跑賽事的優劣：

- ✔ 賽前資訊是否完整
- ✔ 鳴槍之前，寄物是否流暢，及是否以完賽成績進行能力分區
- ✔ 賽道管制及是否有全程封路，並精準丈量
- ✔ 領先者前面是否前導車及計時器
- ✔ 是否有配速員
- ✔ 補給站／海綿站是否依照規定設置
- ✔ 所有選手是否有晶片計時，並且分成「鳴槍時間」和「晶片時間」
- ✔ 是否有邀請選手及實施禁藥管制
- ✔ 是否有進行媒體轉播

有了以上的概念，讓我們用這些標準來看看台灣有哪些優質的賽事吧！

2.2.2 台北馬拉松——每個路口都是關門點

台北馬拉松於1986年3月9日舉辦首屆至今，已經超過20年的歷史，是全台灣最老牌的路跑賽事。從1990年至2000年，雖因為台北捷運的施工停辦，但在2001年再

次恢復舉辦，賽程分全程馬拉松42.195公里組，半程馬拉松22公里組，以及11公里及3公里組，參加人數近5000名。2016年起精緻化賽事，僅保留半馬與全馬之比賽項目；其全程馬拉松比賽參加人數為7千人，半程馬拉松則有約2萬人參加。2019台北馬拉松正式取得國際田徑總會（IAAF）銅標認證，晉升為「世界級的城市馬拉松」，是繼萬金石馬拉松後台灣的第二個銅標認證賽事，同時台北馬也是台灣第1個通過認證的「市區馬拉松」賽事。

以全馬而言，融合現代及歷史文化景點，包含忠烈祠、圓山大飯店、台北市立美術館、台北故事館、光點台北、台北車站、北門、西門紅樓、總統府、台北101、國父紀念館、中正紀念堂、美麗華百樂園、大直橋，因此吸引國內外參賽者齊聚。

台北馬也是全台極少擁有賽事專屬APP及電視全程轉播的賽事。

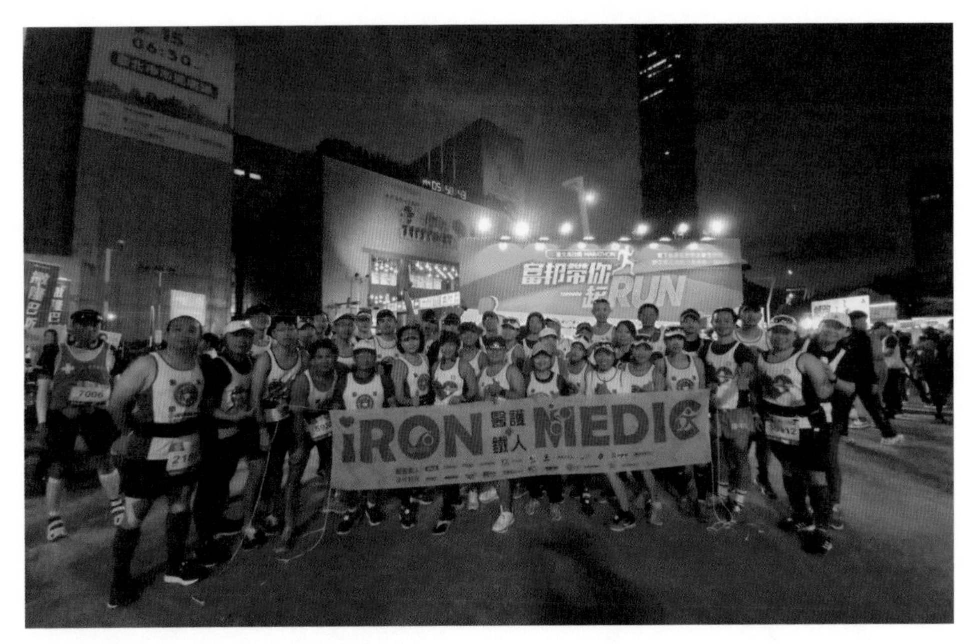

2019年台北馬拉松共有40多位醫護鐵人支援
圖片來源：醫護鐵人提供

賽事資訊

A. 地區：台北市

B. 時間：每年10月

C. 賽事執行單位：中華民國路跑協會

D. 賽事網站：http://www.taipeicitymarathon.com/

E. 歷年賽程：42.195K、21.0975K

F. 賽事贈品：完賽獎牌、紀念賽衣、完賽餐點

G. 運動筆記參賽者評分：

a. 近5年評分：

	2019	2018	2017	2016	2015
平均分數	3.7	3.7	3.6	3.7	3.2
評分人數	562	929	572	406	481

b. 2019年評分：

參賽費用	補給品	紀念品／衣服	賽道／風景	報名流程	成績／證書
3.2	3.9	3.4	4.9	4.1	3.8

醫鐵參賽防護經驗分享

報名時填寫正確的參賽者姓名及組別，並留意自己的資格是否屬於優惠或免抽籤族群

參加國內外賽事，報名最基本卻也是最重要的就是填寫與身分證或護照相同的姓名或拼音，因為碰到主辦單位在選手報到需要核對身分證或護照時，發現異常的話主辦是有權不讓選手參賽的。特別是委託別人進行報名時，最有可能發生這類的錯誤，例如：英文名字chen變成chan等。

另外，通常路跑知名大型賽事都屬於抽籤制，在台北馬拉松除了成績達標免抽籤資格，具有EMT緊急救護員合格證照之跑者，亦享有免抽籤及報名費優惠之資格。

最後，請務必填寫正確的出生年月日，因為若有得獎將影響分組排名，如資料錯誤將有可能面臨取消資格甚至日後禁賽的遺憾。

最好攜帶具備上網功能的手機

建議最好將手機帶在身旁，因為手機除了緊急聯絡也有定位通報或翻譯功能，當發生異常或身體不適需要與大會人員溝通時，便能派上用場。

提供緊急聯絡人正確的聯絡方式

建議填寫手機，並最好在備註欄位註明其他聯絡的方式，例如：Line id跟email。

留意選手號碼布正背面資訊

選手號碼布上通常有許多重要的資訊，例如大會緊急聯絡電話跟寄物資訊等，甚至有些會要求選手在背面填寫聯絡資訊。

在規定時間內到達起跑點指定等待區

許多馬拉松有依照報名時所繳交的歷史完賽證明進行能力分區起跑的規定，並且要求選手在指定時間及地點內集合，如號碼布上有記載，A中的A就是A區的意思，選手手冊上註明最晚須要在8:45分進入等待，9點起跑。而各區起跑的時間也不盡相同，特別是大會有規劃的動線，不允許跨越路封或柵欄等，所以請大家在賽前務必多

準備一些時間應付突發的情況。

攜帶有扣環的隨身防水袋裝入必要物品

在賽事中我曾忘了帶附有扣環的防水袋，僅用塑膠袋裝了一張信用卡跟一張紙鈔，結果在開賽前發現不見了。不僅白白損失了財物，更影響了參賽心情，賽中自己還掛心信用卡會不會被盜刷。因此建議大家參加比賽為了怕被汗水弄濕跟遺失，幫自己攜帶附有扣環的隨身防水袋吧。

住宿點離起跑點不要太遠

建議住宿點離起跑點的交通距離需在20分鐘內，而且如果過程中要搭捷運或地鐵，還要留意首班車時間。

留意賽事起終點位置是否一致

特別是海外賽事，起點及終點往往可能不一樣，2019年台北馬拉松起點終點都是一樣，但之前台北馬拉松終點動線規劃大約有300公尺長，許多動線也都是封鎖的，除了選手外其他人無法隨意進出，如果要安排家人在終點迎接的話建議事先勘查好路線。

準備保暖用品

通常馬拉松都是在秋冬，建議大家多準備一些可拋棄的禦寒衣物，在起跑前的等待時間可作為禦寒用，筆者參加幾次海外馬拉松在開賽前一刻，都會有大會人員進行回收，所以請多穿著不要的衣物或雨衣即可。通常我會準備一件雨衣及短袖衣服還有兩個口罩作為可拋棄式禦寒物品。

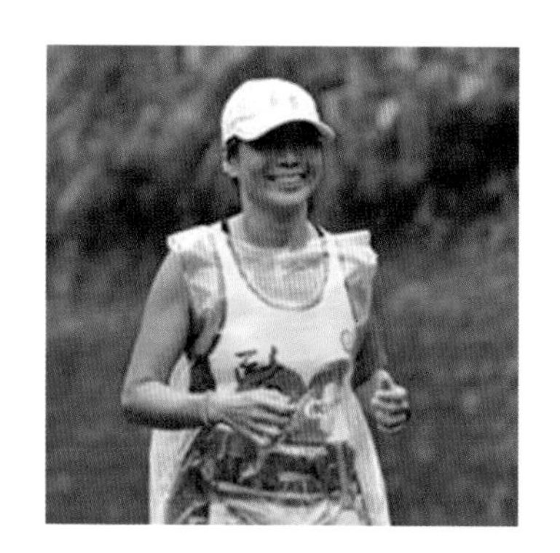

可隨身攜帶輕便雨衣預防惡劣天氣
圖片來源：醫護鐵人提供

攜帶自己習慣的補給品或請團體認領補給站

許多有經驗的跑馬者反映，賽事的補給站所提供的餐飲往往會不合胃口或是效用，但若碰到有可認領補給站的賽事，也可以有機會享受到特殊的補給。例如：2019台北馬拉松便有開放外界認領賽道補給站，提供美食或加油打氣的服務，建議參賽者定時補充電解質及能量，避免失溫或抽筋等狀況發生。

下載大會追蹤App及留意每個錄影點

許多馬拉松提供App供參賽者家屬追蹤選手動態，2019台北馬拉松亦不例外，除了追蹤功能外，還有整合交通資訊及競賽規程，也可以提供賽後查詢。

善用賽後大會提供之相關資源

無論是賽後補給或是賽後恢復，大型賽事的福利通常蠻多的，建議讀者可以在賽後現場挖掘好康。

綜合來説，無論是賽事氛圍或是安全，台北馬拉松確實首屈一指，如果有時間建議大家給自己來場體驗一下吧！幫自己增添一些特別的人生體驗。

2.2.3 puma螢光夜跑－台北站&高雄站——市區夜間跑步你該留意的事

悶熱的夜晚如果想來場半馬該怎麼辦？國際知名大型夜跑賽事——PUMA螢光夜跑滿足跑者們的需求！在臺灣深耕十三年的賽事，以PUMA知名品牌的參賽贈品及創新酷炫的賽事氛圍聞名於跑圈。歷年在臺北、高雄兩站舉行賽事，近年更結合螢光主題在全球引領風潮。雖然是夜跑，但賽道全程幾乎都在明亮的大馬路上，加上沿途眾多志工及警察的交管協助，還有補給站的熱情加油，讓這一場賽事成為年度最熱門的路跑。

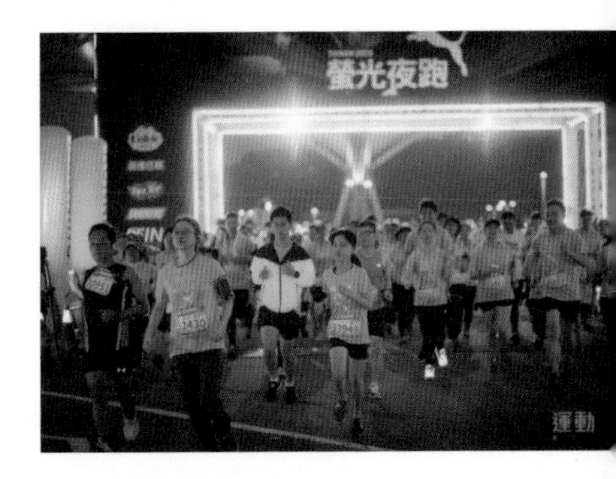

puma螢光夜跑台北起跑
圖片來源：運動筆記

賽事資訊

A. 地區：台北市與高雄市

B. 時間（大約時間）：

a. 報名期間：9～12月

b. 賽事時間：4月

C. 當地氣溫：開賽時攝氏（26°C），關門時攝氏（29°C）

D. 賽事單位：PUMA

E. 賽事網站：https://www.puma-nightrun.com.tw/

F. 2020賽程：21K、10K、5K

G. 賽事贈品：完賽獎牌、紀念賽衣、完賽帽、完賽餐點

H. 賽事特色：原定至2020年在台灣連續舉辦十四年的－PUMA螢光夜跑為目前台灣最大型的夜跑賽事，2020年因新冠肺炎而延後至2021年舉辦，歷年主要在台北、高雄兩站舉行賽事，主辦單位結合螢光主題的夜跑風潮，甚至贈送相關夜光系列的小物讓參賽者帶著跑！讓許多人趨之若鶩，但本場賽事屬於抽籤制，要手氣好才有機會參加。

I. 參賽者評分：

a. 近5年評分：

	2019	2018	2017	2016	2015
平均分數	4.0	3.9	3.5	3.1	2.6
評分人數	326	64	65	77	75

b. 2019年評分：

參賽費用	補給品	紀念品／衣服	賽道／風景	報名流程	成績／證書
3.9	3.6	4.3	3.9	4.0	4.0

醫鐵參賽防護經驗分享

第一次參加行之有年的PUMA夜跑時，那時候心裡是充滿好奇的，因為除了參賽贈品豐富號稱CP值最高（如：PUMA紀念衫＋運動毛巾＋水壺腰帶類的小贈品，總市價超過2000元）的路跑外，喜歡熱鬧PARTY的我，也格外享受PUMA在賽場營造的螢光時尚氛圍，從舞台燈光到幫選手準備的夜光小物，都可以看出主辦單位的用心，難怪它是年度秒殺賽事之一。

而我也是第一次在這系列賽事中親自聽到以下：「這一場有邀請醫護鐵人耶，我們跟他一起跑、有醫護鐵人參加我們跟著他跑肯定能安心完賽。」坦白說乍聽時真有點飄飄然的感覺，而確實在這場賽事中，我們也體會了醫護鐵人的重要價值，在過程中，除了提醒參賽者小心路面的起伏高低，更協助參賽者們排除抽筋之類的異常。

以下為給大家夜間跑步時的建議：

a. **貓眼石及分隔島：**因為天色較暗，許多參賽者往往忽略的路面的狀況進而發生跌倒的意外。

b. **抽筋：夏日夜跑雖然悶熱，**但因為晚上往往讓人忽略了補給跟喝水，所以容易發生電解質失衡的情況。

c. **亂入的車輛：**雖然封路舉辦比賽，但畢竟是市區，加上夜晚，容易發生車禍，除了汽機車外建議參賽者也同時須小心自行車。

d. **服飾的顏色宜為亮色系：**最好加上反光或會發亮的小物提升辨識及警示度。

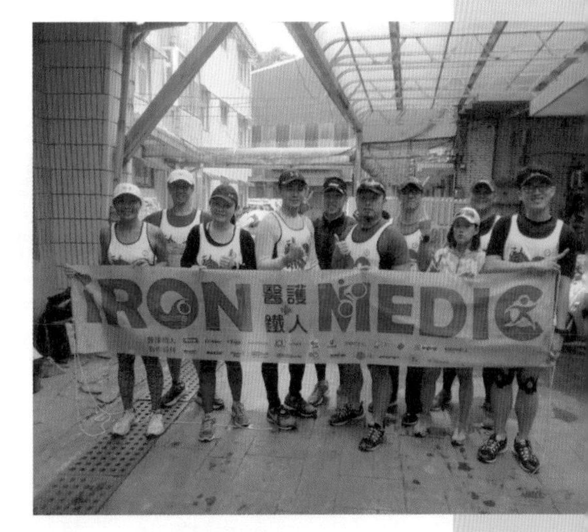

醫護鐵人服飾皆以亮色系為主
圖片來源：醫護鐵人提供

2.2.4 台北國道馬拉松——跑在高速公路上很安全？

每年3月在中華民國中山高速公路汐止－五股高架段舉辦的台北國道馬拉松（英文：Taipei Freeway Marathon）是全台灣唯一一場跑在國道上的城市馬拉松賽，從1992年開始第一屆賽事，至今已辦理24屆，但2020因新冠肺炎而延期舉辦。其中全馬組關門時間為全國全馬中最為嚴格的，限時4小時完賽，而且參賽前還要提交全馬於4小時內完成的完賽證明。賽道經國際馬拉松及公路賽協會（AIMS）認證，是國內少數超過20年以上的經典賽事。國道馬並非大家想像的國道是一路平坦，事實上去回程都是起起伏伏的，雖然不用受到紅綠燈的阻礙，但強風也考驗者參賽者。

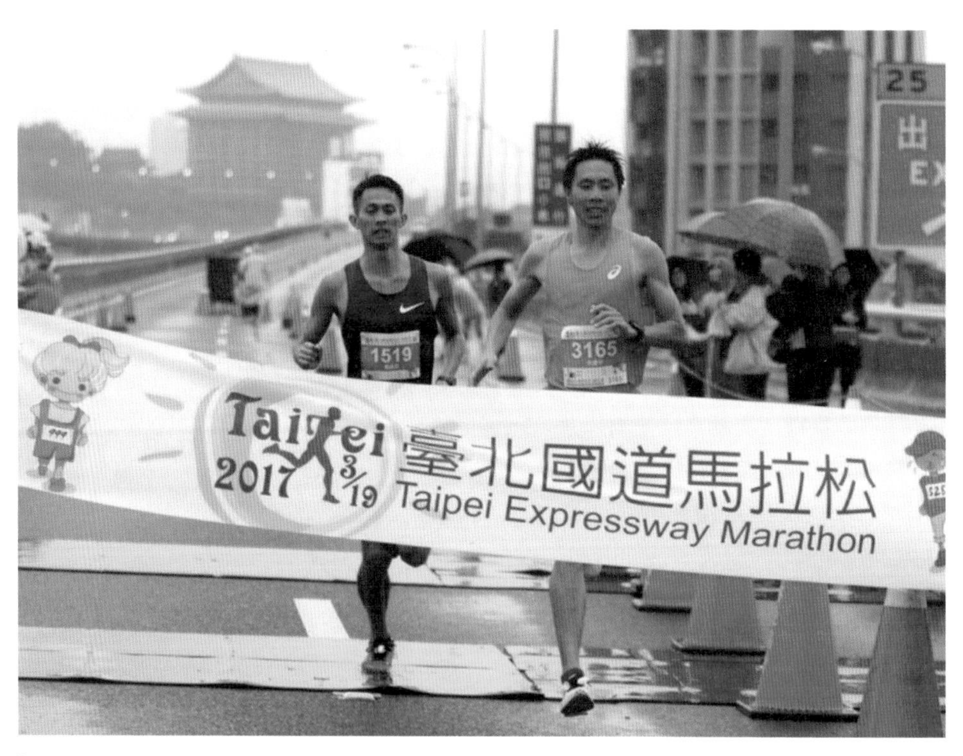

台北國道馬拉松
圖片來源：運動筆記

賽事資訊

A. 地區：台北市

B. 時間：每年10月

C. 賽事執行單位：中華民國路跑協會

D. 賽事網站：https://www.sportsnet.org.tw/

E. 歷年賽程：42.195K、21.0975K

F. 賽事贈品：完賽獎牌、紀念賽衣、完賽餐點

G. 運動筆記參賽者評分：

a. 近5年評分：

	2019	2018	2017	2016	2015
平均分數	3.8	3.8	3.7	3.6	3.5
評分人數	135	149	92	125	148

b. 2019年評分：

參賽費用	補給品	紀念品／衣服	賽道／風景	報名流程	成績／證書
3.7	3.7	3.6	3.8	4.0	3.8

醫鐵參賽防護經驗分享

其實根據歷史經驗，國道馬不僅風大其實下雨機率也是挺高的，雖然説霏霏細雨中比賽除了降溫，還有利於消除情緒鬱悶。但小雨、中雨倒無傷大雅，但萬一碰到大雨，暴雷雨天氣就不建議戶外跑步了。以下跟大家分享下雨天跑步應該注意的事項：

穿著防雨服飾

建議讀者穿吸濕排汗的跑衣褲甚至是三鐵服，因為如果雨勢不大，其實雨水剛好能讓身體降溫，另外帶一件輕薄的防水風衣或自行車的風雨衣，也是一個好的方法，主要的目的不是防雨，而是避免身體淋濕後因為吹風導致風寒等症狀，風雨衣不穿時也可打結後綁在腰間。跑鞋建議使用透氣排水性佳或防潑水材質的鞋款，則而帽子要帶有帽檐特別中空帽尤佳，防止雨水進眼睛的帽子。最後，雖然鞋襪被浸濕是在所難免，但建議穿著運動專用壓縮襪子或五趾襪，可以減少襪子與腳的摩擦，以防磨出水泡。

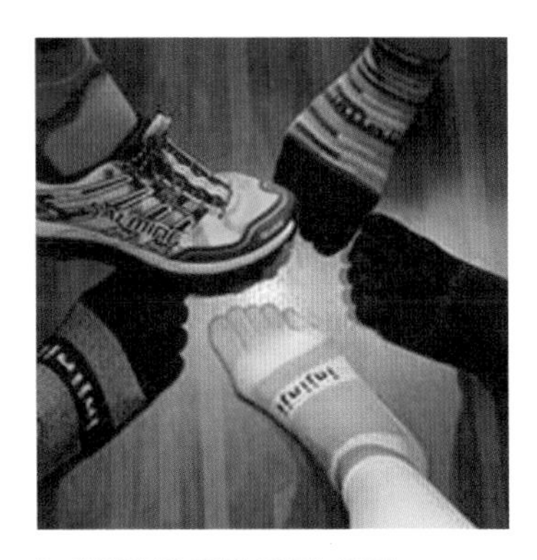

慎選襪款可讓比賽更加順利
圖片來源：醫護鐵人提供

補給與熱身

陰雨天口渴的感覺會降低，讓人有錯覺導致不補充水分及熱量，進而流失電解質甚至失溫，因為適時補充能量、電解質還有水分格外重要，以避免身體在雨中越跑越冷。再者，熱身運動本來就是需要的，但在下雨天則特別重要，因為當肌肉淋上冰涼的雨水時容易造成痙攣。如果雨勢太大來不及躲雨需要直接返回目的地，則可以到便利商店購買輕便雨衣，將袖子剪掉（通風），膝蓋以下也剪掉（避免跑時跌倒）。

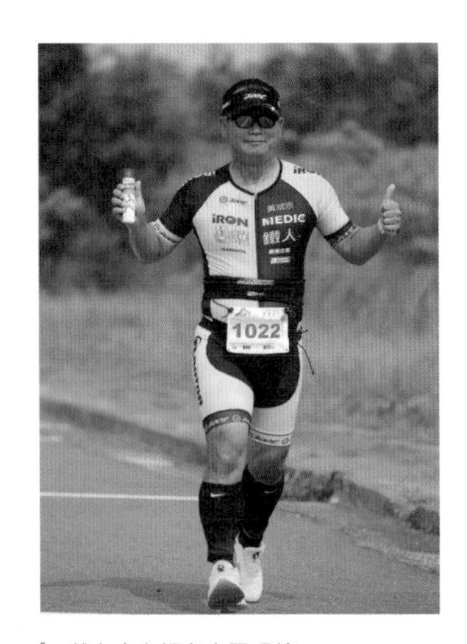

戴上中空帽與太陽眼鏡
圖片來源：醫護鐵人黃斌宗提供

跑完之後需盡快將身體擦乾後換上新的衣褲，喝一杯熱水或薑湯讓身體溫暖。

保護眼睛，護住臉

下雨時建議戴上視線良好的太陽眼鏡跟中空帽，避免雨水直接潑在眼睛或臉上。除了不建議雨天夜跑，也要避開積水及不熟悉的地方，特別是雷雨時不要跑在空曠的地方。容易摩擦部位（如：男生的乳頭、鼠蹊部與大腿內側）要記得塗上防磨膏或凡士林滋潤保護，避免燒襠。

2.2.5 新北市萬金石馬拉松——對於銅標賽事你了解多少？

新北市萬金石馬拉松橫跨台灣新北市萬里、金山、石門三區的一項馬拉松比賽，同時也是台灣第一及唯一獲國際田徑總會銀標籤認證的國際級馬拉松。將在2020年邁入第18屆萬金石馬拉松因新冠肺炎疫情決定停辦。源起2003年的「金山馬拉松」，2004年擴張延伸到金山和石門，因此更名為「金石馬拉松」；2009年，賽道延伸到萬里，更名為「萬金石馬拉松」。

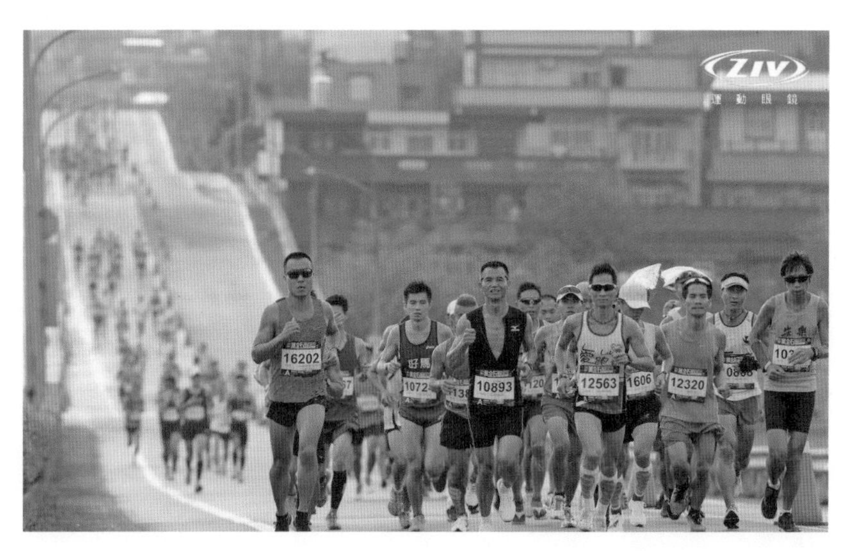

萬金石馬拉松
圖片來源：ZIV運動眼鏡

賽事資訊

A. 地區：新北市

B. 時間：每年3月

C. 承辦機關：新北市政府教育局（體育處）

D. 賽事網站：http://www.wanjinshi-marathon.com.tw

E. 歷年賽程：42.195K、10K

F. 賽事贈品：完賽獎牌、紀念賽衣、完賽餐點

G. 運動筆記參賽者評分：

a. 近5年評分：

	2019	2018	2017	2016	2015
平均分數	4.3	3.4	4.3	4.4	4.2
評分人數	1468	1350	274	304	198

b. 2019年評分：

參賽費用	補給品	紀念品／衣服	賽道／風景	報名流程	成績／證書
3.9	4.3	4.1	4.7	4.3	4.5

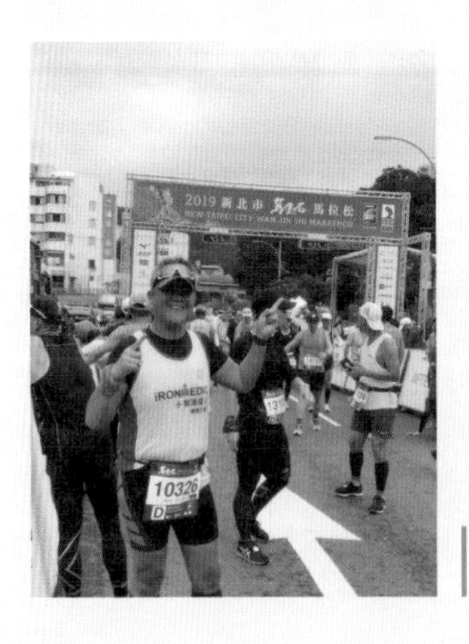

萬金石馬拉松拱門
圖片來源：醫護鐵人韓德安提供

醫鐵參賽防護經驗分享

大眾呼吸道傳染疾病有哪些感染途徑，讓在戶外的馬拉松或鐵人三項賽事也不得不停辦？高雄鐵人隊醫耳鼻喉科張晉源醫師提出以下注意事項：

賽前交通

每年眾所矚目國際賽事，通常會有外籍選手上百甚至千人需轉機來台，這時無論是搭機或是到了國內後使用大型交通運輸工具，都有可能造成群聚傳染風險。

賽中近距離接觸

跑步比平日走路因更需要調整呼吸，因此不太可能戴口罩，如起跑時的等待區，成千上萬的選手互相人擠人的場面其實是稀鬆平常的。

補給站

選手進補給站時通常是大口喘氣，而身上的汗水、口水這時也有機會四處飛濺甚至滴落到食物及水杯上；無論是用手或牙籤，都容易造成重複拿取造成污染的情況，重複浸水使用降溫的海綿，也有可能造成交叉感染。

難以篩檢

對於開放的場地，實在難以逐一量測體溫或檢測，外加賽前跟賽後與人的密切接觸都提升了感染的風險。

至於有人提到游泳也會有被傳染新冠肺炎或是流感的風險，其實上述的主要傳播方式為呼吸道，即使在水中吐水，病毒能透過水傳播的數量太低，游泳被傳染到的風險是很低的。

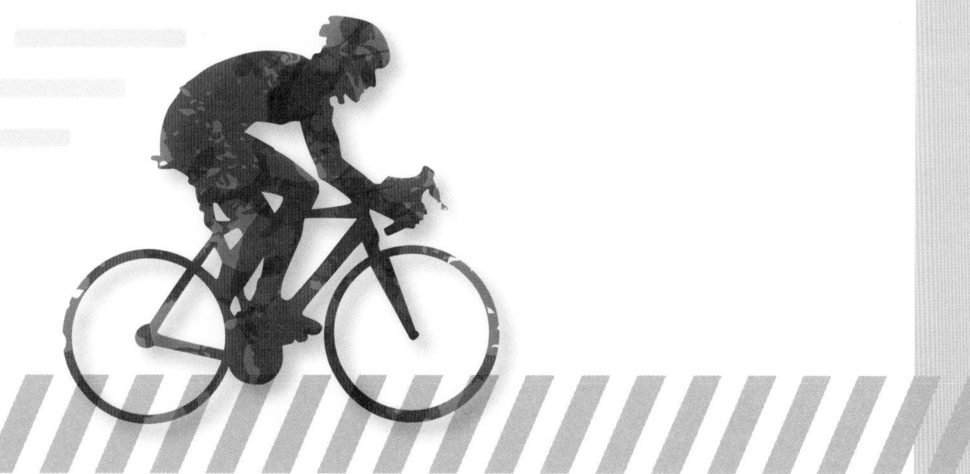

2.2.6 WOMEN RUN TAIPEI——開賽就跌倒？

哪場比賽能讓男人們趨之若鶩，但想跑卻不能跑？那就是Women Run Taipei，除了是國內規模最大的女子路跑比賽，也號稱是最香的賽事。從2011年首屆女子半程馬拉松開辦以來，台北女子半程馬拉目前已是亞洲三大女子馬拉松盛會之一，2019年也有多達來自30個國家、近800位外籍女性跑者報名，說是國際女子馬拉松指標賽事當之無愧。2019賽事從台北市政府前廣場起跑，「起點燈光秀」讓所有女孩在開跑前，伴隨者聲光亮眼開跑，終點為大佳河濱公園「終點RunWay」，色彩繽紛的氣球與紅地毯交相映襯著每位美麗的女跑者，留下最美的一刻。

賽事資訊

A. 地區：台北市

B. 時間：每年4月

C. 賽事執行單位：中華民國路跑協會

D. 賽事網站：https://www.sportsnet.org.tw/

E. 歷年賽程：21.0975K、10k、3k

F. 賽事贈品：完賽獎牌、紀念賽衣、完賽餐點

G. 運動筆記參賽者評分：

a. 近5年評分：

	2019	2018	2017	2016	2015
平均分數	3.9	4.0	3.2		
評分人數	778	1132	372		

b. 2019年評分：

參賽費用	補給品	紀念品／衣服	賽道／風景	報名流程	成績／證書
3.9	4.0	3.9	3.8	4.2	3.9

醫鐵參賽防護經驗分享

近年運動風氣盛行，而女力更是引領潮流，許多路跑賽事女性跑者的身影更是賽道上最美麗的風景。然而女性跑者最常碰到的問題有那些呢？筆者整理如下：

生理期的困擾

那個來到底能不能跑？醫護鐵人知識長暨運動醫學系洪緯欣醫師指出，每個女性生理期時的狀態不盡相同，因此是否能在生理期間跑步不能一概而論，但普遍來說當有容易精神不佳或是有容易感到疲累狀況時，則應多休息，選擇低強度的運動為佳。

變成金剛芭比或蘿蔔腿怎麼辦？

許多愛跑步的女孩子都會問：為什麼菁英跑者的腿都那麼修長穠纖合度，我的蘿蔔卻這麼大顆？其實適度的運動確實可以讓增加肌肉量修飾身材或腿部，但不正確的跑步姿勢、核心力量不夠甚至沒有進行運動後伸展，都容易造成肌肉長在不想要的地方。首先跑步用的不只是雙腿，相對地運用核心的力量支持上半身的穩定，進而驅動讓身體自然的前進，運用到下肢肌群便相對地少了，進而保留下來的便是瘦長的慢縮肌。

再來，腿的比例與形狀，也與基因有關，例如小腿的長度與肌肉量往往是天生的，有些人天生就一副修長的腿，縱使運動也不一定改變太大。至於肌肉容易長大的女孩在跑步結束後，建議可做反方向靜態伸展與按摩，伸展肌肉促進血液循環，避免肌肉於局部僵硬緊繃並失去彈性。腿部彈性與延展性一旦變差，身體往往會有更多的肌肉支持跑步所需，這時候便免不了發生蘿蔔腿的情況。

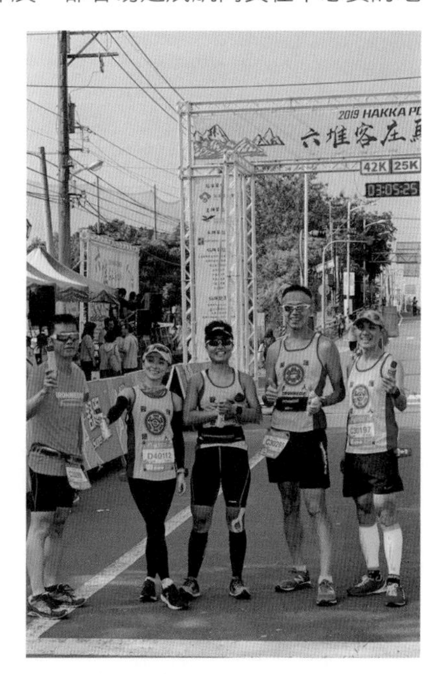

小腿肌肉位置的高低是基因決定的
圖片來源：醫護鐵人蔣凱全提供

怎麼越跑越胖

跑步及運動確實能增加身體的代謝能力沒錯，如果從沒有運動到有持續運動的習慣，起初一定會有瘦身效果，但當身體適應了運動模式，便會進入體重停滯期，加上飲食沒有控制的話，體重反而會不降反增。建議大家不能仗著有運動便百食不忌口，犯了運動塑身的大忌。再者，建議搭配重訓，因為肌肉量越多，基礎代謝率就高。

2.2.7 岱宇馬拉松——便宜又大碗！挑戰全台最低價

岱宇台中國際馬拉松除了是全台灣最便宜的馬拉松外，根據參賽人數也是中台灣最具指標的賽事。2018年岱宇馬賽道路線通過「IAAF-AIMS賽道認證」，2019年是該場賽事第七屆舉辦，所累積下的名氣及能量吸引各方好手將這場列為指標賽事。

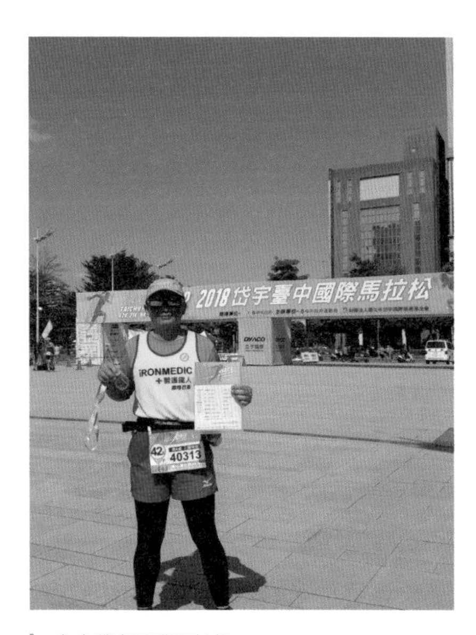

台中岱宇國際馬拉松
圖片來源：醫護鐵人閔仲伯

近年由於物價持續翻漲，舉辦一場馬拉松成本逐年提高，而岱宇馬拉松不僅有早鳥（2019全馬早鳥報名只要880元，半馬只要720元）、團報、身障跑者報名優惠外，還有額外幫跑者保險「明台產物團體特定活動傷害保險」、接駁車、小小朋友特殊尺寸跑衣、選手村甚至台灣菁英獎等眾多服務。

在路線方面，從台中市政府出發，途中經過秋紅谷、台中工業區、精密科學園區、藍色公路、萬高寮夜景公園、彩虹村及台中歌劇院等知名景點，讓跑者體驗台中多樣風情。

賽事資訊

A. 地區：台中市

B. 時間：每年11月

C. 賽事執行單位：岱宇國際股份有限公司

D. 賽事網站：https://www.sportsnet.org.tw/

E. 歷年賽程：42.195K、21.0975K

F. 賽事贈品：完賽獎牌、紀念賽衣、完賽餐點

G. 運動筆記參賽者評分：

a. 近5年評分：

	2019	2018	2017	2016	2015
平均分數	4.0	4.2	4.4	4.2	3.3
評分人數	177	210	191	107	220

b. 2019年評分：

參賽費用	補給品	紀念品／衣服	賽道／風景	報名流程	成績／證書
4.0	3.9	3.8	3.8	4.2	4.1

醫鐵參賽防護經驗分享

岱宇馬拉松的賽道安排，讓參賽者從平面馬路一路經過藍色公路上下坡等起伏的多元地形，因此也同時考驗跑者對賽道變化的應變能力及肌群轉換還有心肺調節的技巧。因為在上坡，主要運用臀肌、髖、膝到踝關節出力，而下坡則是吃重於前側肌肉，股四頭肌跟脛前肌，且隨著上或下坡度越陡，出力的程度也越高，因此如果說平路著重在於配速的話，則跑坡重點則在心率及肌力的控制。

為了對抗上坡阻力，建議在上坡時下巴微上揚、以前腳掌著地、縮短步距、身體重心微向前傾，但不要過度以免導致駝背增加下背肌群的負擔。以先調整好心率再考慮配速的方式進行。至於面對下坡，建議留意背部肌群、腹部及臀部的穩定性，行進時運用核心肌群，避免過度後仰，放鬆身軀及步伐以車輪滾動方式順勢作動就好，腳落地時膝蓋應微彎避免打直傷及膝蓋。

在運動之後記得適時的拉筋並按摩肌群放鬆，可讓延遲性痠痛較快的緩解。如果是喜歡山路的跑者，建議要選擇緩震、包覆及穩定性較佳的跑鞋，除了減輕落地時的衝擊之外，也可以避免尺寸及鞋型維度不合適而產生擠壓或滑動，造成黑指甲或足部受傷等風險。建議搭配材質舒適、透氣及排汗性佳的襪子，避免足部與鞋子直接摩擦。

2.2.8 鹿港馬拉松——全平路更是要配速

以廟宇古蹟多及美食小吃聞名的鹿港，每年最大的盛事之一就是鹿港馬拉松。2019年邁入第三屆的鹿港馬吸引約8000人，路線經過龍山寺、天后宮、文武廟等古蹟外，還會經過白蘭氏健康博物館、台灣玻璃館、緞帶

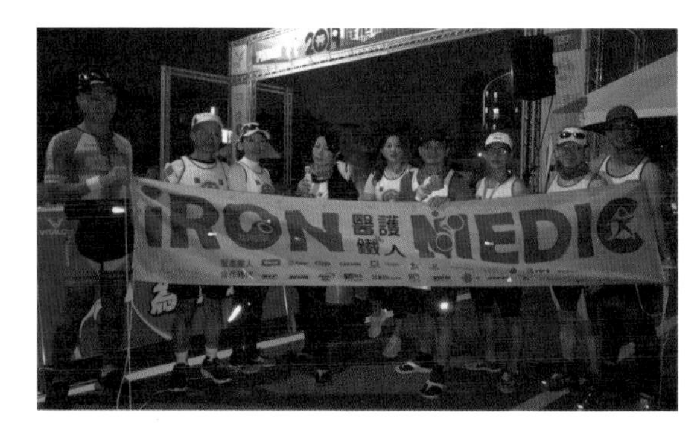

鹿港馬拉松
圖片來源：醫護鐵人提供

王觀光工廠等。途中以風力發電風車聞名的彰濱北堤風車大道沿岸景色，更是讓跑者心曠神怡。

主辦單位二鹿慢跑協會理事長陳信仲指出，鹿港馬拉松還特別為選手準備了雞精喝到飽及人人到鹿港必吃的麵線糊，喜歡吃喝玩樂兼旅遊的跑友們絕對不能錯過這場賽事！

賽事資訊

A. 地區：彰化縣鹿港鎮

B. 時間：每年11月

C. 賽事執行單位：二鹿慢跑協會

D. 賽事網站：https://www.facebook.com/pages/category/Sports/2019鹿港馬拉松-684024292050875/

E. 歷年賽程：42K、21K、10K、5K

F. 賽事贈品：完賽獎牌、紀念賽衣、完賽餐點

G. 運動筆記參賽者評分：

a. 近5年評分：

	2019	2018	2017	2016	2015
平均分數	4.4	4.3	4.4		
評分人數	97	241	165		

b. 2019年評分：

參賽費用	補給品	紀念品／衣服	賽道／風景	報名流程	成績／證書
4.4	4.6	4.3	4.0	4.4	4.5

醫鐵參賽防護經驗分享

鹿港馬拉松是中部地區的年度盛事之一，因為地勢平坦且歷年跑友的高度評價，所以常有新手選擇鹿港馬作為初馬，根據筆者現場觀察，幫大家整理新手跑馬須注意的相關事項：

✕配速不穩，開賽時一興奮便跟著暴衝

這是許多新手的常見問題，因為精神亢奮導致腦內啡的分泌，使得開賽前期往往出現超出能力的配速。建議一開始的前5公里盡量低於平常配速的一到兩分速，等到身體適應天氣及賽道地形，確認身體狀況良好後便可慢慢加速，避免瞬間爆衝將能量瞬間耗盡。另外，建議每15分鐘進行自我評估，注意是否有頭痛、肌肉緊繃或和關節疼痛的情況。

✕跑姿變形

這也是新手最常犯的錯誤，特別當身體感到疲累或疼痛時，便開始以代償的方式進行作動。例如常見的因疲累而低頭或彎腰駝背的姿勢容易導致造成頸部和肩膀的壓力，以及脊椎和背部的痠痛。防護的最好方法，就是時時留意下巴是否適度抬起、抬頭往前看核心力量及步伐是否遲滯。

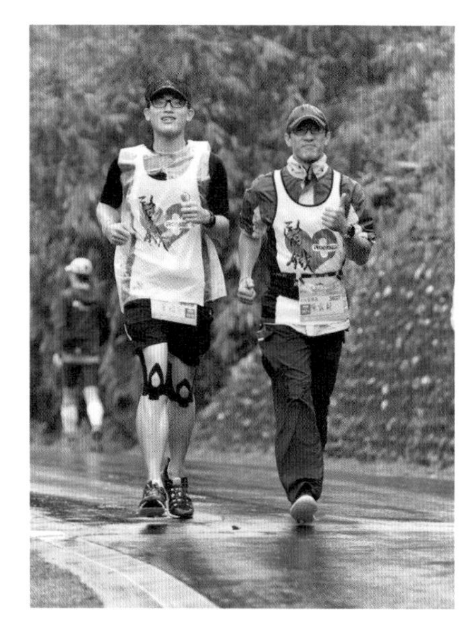

抬頭挺胸跑步絕對比低頭來的好
圖片來源：醫護鐵人華紹宇提供

✕不舒服時仍硬撐

這個行為是最要命的，特別在溼熱的天氣下出現頭暈目眩或異常冒汗時，應立即停止跑步，並撥打號碼布上的大會緊急聯絡電話尋求醫護人員協助，千萬別硬撐繼續跑。

✕為了追求成績放棄補給

耐力型運動的補給至關重要，路跑時攝取碳水化合物、水分及電解質，除了可降低疲憊感避免抽筋的情況產生之外，也可以適度提升運動的效能。經過補給站時，請務必記得適度食用食物和運動飲料等補給品，不要完全不吃更不要暴飲暴食，因為在長跑時口渴會讓反應變慢，特別身體在缺水狀態下，肌肉中的氧氣和熱量就會消耗減少，讓跑速越來越慢。

✕跑步前拉筋及不熱身，結束後不收操！

這是最要不得的，因為許多的運動傷害都是因為運動前不熱身，結束後不收操！在跑步前最少應進行10～15分鐘的熱身，取代拉筋，原地慢跑或沒時間熱身的話，可以在開賽後以緩跑方式進行熱身。在賽後則要進行全身伸展運動，讓緊繃的肌肉得以舒緩。

✕用新裝備參賽

前面的故事裡有提到，用新的裝備參賽可能不習慣不順手外，還有可以因此受傷甚至有可能危及性命，所以建議參賽用的裝備跟補給品都是自己慣用的最好。

✔賽前一晚先將物資準備好隔天一早便能萬無一失

岱宇台中國際馬拉松曾發生了一個羅生門事件，曾有參賽者因「晶片與本人不符」而被取消總一資格。其實，如果在賽前提前確認，便有機會發現相關異常，提前處理。

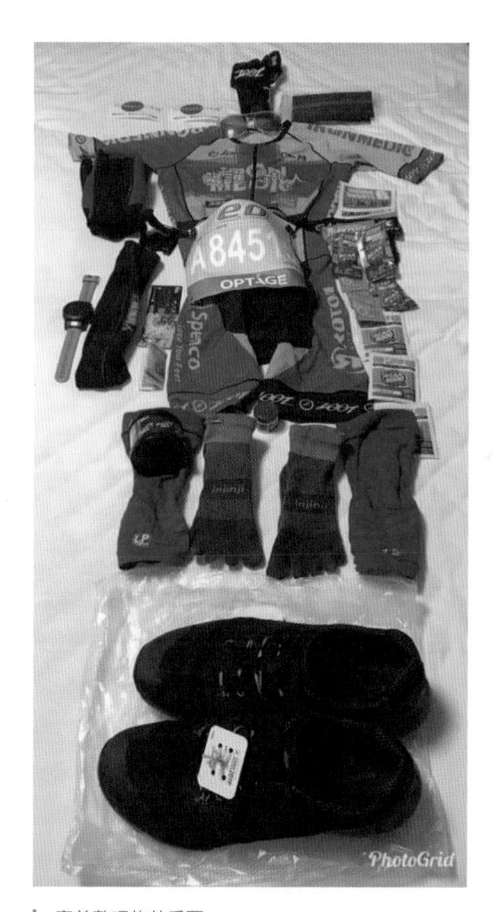

賽前整理格外重要
圖片來源：醫護鐵人提供

2.2.9 台南古都馬拉松——太陽總是對後半段跑者特別熱情

跑過一次台南古都國際馬拉松，彷彿來一場文化巡禮，以「古蹟密度最高」及「傳統特色小吃」聞名的台南古都國際馬拉松，全馬組賽道途經安平港區、府城天險、鹿耳門溪舊道、荷鄭古戰場，重回北汕尾（今四草），到台灣第一條人工運河——竹筏港水道等33處古蹟景點。融合港區、市區、海邊及古蹟成為一個特色的都市馬，加上沿途補給站所提供台南的小吃，更讓人感受到台南人的好客及當地風味。

原本2020嶄新的古都半程馬拉松，經AIMS、IAAF丈量認證，也比照2017-2018年賽事向「中華民國田徑協會申請成績認證」。可惜因新冠狀肺炎而停辦，期待2021年的表現。過去兩屆都吸引超過16000名國內外跑友參與，是全台馬拉松指標賽事之一。

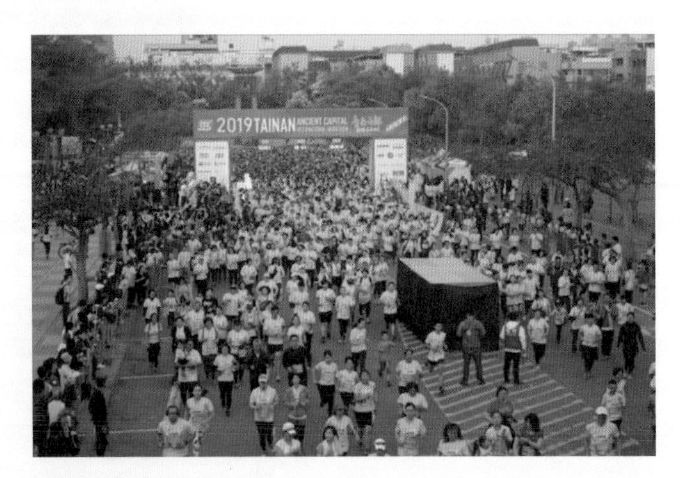

台南古都馬拉松
圖片來源：運動筆記

賽事資訊

A. 地區：台南

B. 時間：每年3月

C. 賽事執行單位：展通虹策略整合行銷

D. 賽事網站：https://www.goldmedalcompetition.com/

E. 歷年賽程：42K、25K、4.5K

F. 賽事贈品：完賽獎牌、紀念賽衣、完賽餐點、2020原規劃參賽者可使用號碼布免費暢遊台南古蹟

G. 運動筆記參賽者評分：

a. 近5年評分：

	2019	2018	2017	2016	2015
平均分數	4.4	4.7	4.6	2.1	3.5
評分人數	831	341	252	486	204

b. 2019年評分：

參賽費用	補給品	紀念品／衣服	賽道／風景	報名流程	成績／證書
4.3	4.6	4.2	4.3	4.5	4.5

醫鐵參賽防護經驗分享

跑者必修課程「賽事撞牆期」，相信多數的參賽者都曾體驗過比賽中後段，那種想放棄、舉步維艱、姿勢走樣、面目猙獰、負面思考，甚至邊比邊罵的狀態出現。其實，撞牆期跟身體的能量系統有著極大的關聯，身體對應運動類型有兩種能量系統，分別為「無氧系統」和「有氧系統」。

A. 無氧系統

a. 三磷酸腺苷－磷酸肌酸系統（ATP-PC系統）

爆發性／高強度／極短時間。主要是提供於10秒內完成高強度運動或運動開始時的能量來源，例如：瞬間衝刺。

b. 乳酸系統

中等強度／短時間。乳酸系統一般在30秒內就會完全耗盡。

由於乳酸系統與ATP-PC系統運作過程中都不需氧氣的投入，因此兩者又合稱為**無氧系統**。

B. 有氧系統：低強度／長時間

上述系統產生能量供應肌肉的方式並非獨立分割，而是針對運動特性以其中一種系統為主，而其他兩種系統也可能同時進行較低比例的輸出。

但無論「無氧系統」和「有氧系統」能量的來源，皆源自於透過飲食中的碳水化合物來攝取「糖原（Glycogen）」，也是我們常聽到的「肝醣」及「脂肪（Fat）」。碳水化合物是頭腦和神經系統的主要能量來源，一旦糖原在身體的儲存量過低，就會引發低血糖現象，容易引發煩躁、疲勞、負面情緒並且無法集中精力頭暈，也就是「撞牆期」產生的特徵。以下為筆者對於避免遇上撞牆期的幾點建議：

✔ 養成運動中快速有效率補給的習慣

在長時間、高強度的訓練和比賽中，建議使用運動飲料和能量膠或是巧克力、羊羹等適時地補充碳水化合物，協助快速補充身體對能量需求，減少腸胃的負擔。建議20-40分鐘就需要進行一次能量與水分補充，而補充的量與次數則取決於運動時的強度高低，當強度越高時，所需要補充的糖原需要相對提升。

✔ 提升身體脂肪運用效率

透過低強度LSD長距離慢速跑，讓身體習慣以較多的脂肪作為能量，提升對脂肪的運用效率。

✔ 跑步其實可以很科學

藉由裝備監測跑步與生理測量，您可以更了解自身目前的表現水準。

在比賽前12-36小時，建議多補充高碳水化合物的飲食。但假設已經做好了上述，碳水化合物的存量還是會在比賽進行後的2-2.5小時依據運動強度陸續耗盡了，因此持續進行動態補給是很重要的。

2.2.10 高雄馬拉松——體驗溫差

每年都在元宵節前後舉辦的高雄馬拉松是全台最多人參加、有著「全台最友善的城市馬拉松」稱號及各路好手們矚目的賽事，近年路線從世運主場館出發後，途中經過漢神巨蛋、高雄火車站、婚紗一條路、新堀江、愛河上游沿線、唐榮磚窯廠、美術館以及桃子園、蓮池潭、先鋒路等軍區周邊、經典蚵仔寮、援中濕地等眾多高雄著名景點外，主辦單位還在賽道約30公里處規劃「補給一條街」讓跑者們感受到高雄人的熱情。在賽事服務方面，本場也是國內少數有提供可以掌握菁英選手及跑者即時動態APP服務的賽事。2019年為高雄馬第十屆的重要里程碑，雖然2020年因為新冠肺炎停辦，但也讓眾多跑者引頸期盼來年的新風貌。

賽事資訊

A. 地區：高雄市

B. 時間：每年2月

C. 賽事執行單位：展通虹策略整合行銷股份有限公司

D. 賽事網站：https://khm.com.tw/

E. 歷年賽程：42.195K、21.0975K

F. 賽事贈品：完賽獎牌、紀念賽衣、完賽餐點

G. 運動筆記參賽者評分：

a. 近5年評分：

	2019	2018	2017	2016	2015
平均分數	4.3	4.1	4.2	4.3	4.0
評分人數	944	377	282	462	312

b. 2019年評分：

參賽費用	補給品	紀念品／衣服	賽道／風景	報名流程	成績／證書
4.1	4.3	4.4	4.3	4.3	4.3

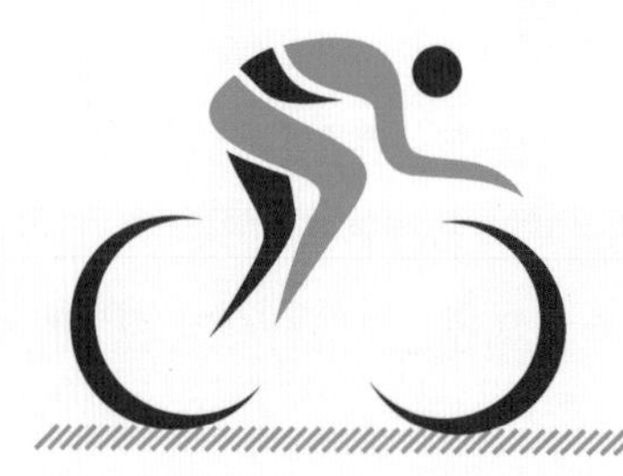

醫鐵參賽防護經驗分享

有跑過高雄馬拉松的中後段班跑者，肯定對開賽後的兩小時後的劇烈溫差不陌生，甚至接近中午時往往彷彿是夏季烈日當頭的氣候了，筆者這邊提供大熱天參賽的四大要訣給大家參考。

✔穿著透氣排汗的機能服飾、中空遮陽帽、運動用太陽眼鏡及防磨膏等

假設溫度都一樣，冬天與夏天的太陽都會消耗你體內的水分並帶來紫外線等相關影響。戴上遮陽帽、太陽眼鏡除了避免陽光直射造成身體不適之外，也可以保護紫外線對眼睛及皮膚的傷害。再者，台灣夏季溼度高，導致流汗時不易揮發，汗水在溼黏的衣褲上更會影響散熱。

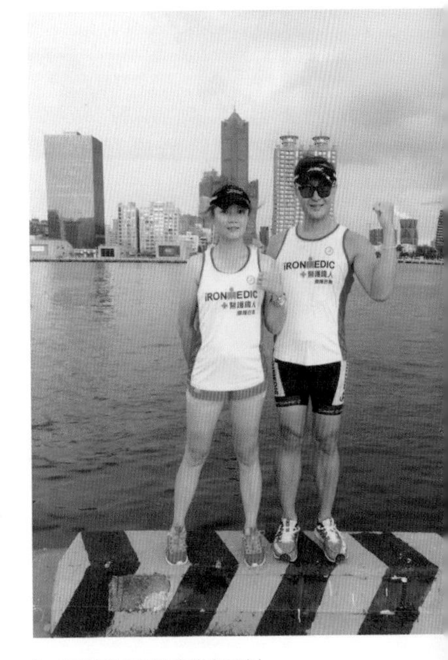

穿著透氣舒適的跑衣可以舒服地跑在高雄愛河旁
圖片來源：台灣鐵人賽事安全協會常務監事許滋育提供

✔選擇有遮蔽陽光的路線

歷年來的高雄馬拉松50%以上的路線都沒有遮蔽物可以阻絕陽光的直射，建議跑者如有機會盡量選擇有遮蔽陽光的路線，避免因陽光照射導致體溫升高。

✔除了補充水分，更要留意電解質流失

水分與電解質的補給，可以說是大熱天運動當中最重要的一環。國家標準（CNS）的規定，各種電解質分別為：鈉、鉀、鈣、鎂等離子，適度補充能有效避免發生脫水、中暑及熱衰竭等熱傷害。建議可以透過運動飲料或鹽礦物錠快速補充電解質。

神經訊息傳導、調節心跳、體內酸鹼值與水分平衡、肌肉收縮與運作、調控體內賀爾蒙及能量代謝分解等都與電解質有密不可分的關係。

✔加強防曬

長時間待在陽光下容易導致曬傷，最好事先使用長效運動專用防曬噴劑或乳液，

避免一般防曬乳液溼黏或過油的現象。

✔不要再跑到乳頭流血了

你沒看錯！我沒說錯！但跑馬拉松跑出胸前兩道令人怵目驚心血痕絕對不是新聞，而這個現象卻往往只發生在男性跑者，因為在長途跑步期間，乳頭一直處於歷經數小時抖動與衣服不斷地摩擦的狀態，導致乳頭上的皮膚被磨破出血。相對於女性跑者，因為緊身的運動內衣保護，所以這類的情況極少發生。

建議跑者可以穿著舒適貼身的專屬路跑用服飾、黏OK繃、貼上胸貼、塗抹凡士林等。

✔買條號碼布專用腰帶吧！

每次筆者都會看到許多參賽者，使用別針在跑衣上穿孔別上號碼布，殊不知這樣容易破壞衣服的結構之外，也容易不小心被針扎傷，建議大家花個一百元左右買條號碼布專用腰帶或馬拉松專用號碼布扣吧！

2.2.11 Open路跑——全台歷史最悠久的卡通偶像路跑

2019年已邁入了第7屆，「OPEN小將路跑」是本書唯一一場賽事組別僅11k以下的路跑賽事，但為什麼特別將它寫上，除了這是一場連小朋友都知道的親子路跑外，也是台灣極少數能連年主辦的卡通偶像主題路跑，長久以來可愛獎牌及造型娃娃OPEN家族深植人心，加上每年賽事中最可愛收藏OPEN小將獎牌，更是跑者們的口袋名單。搭配紀念毛巾、賽事T-Shirt、完賽證書及特別完賽禮等

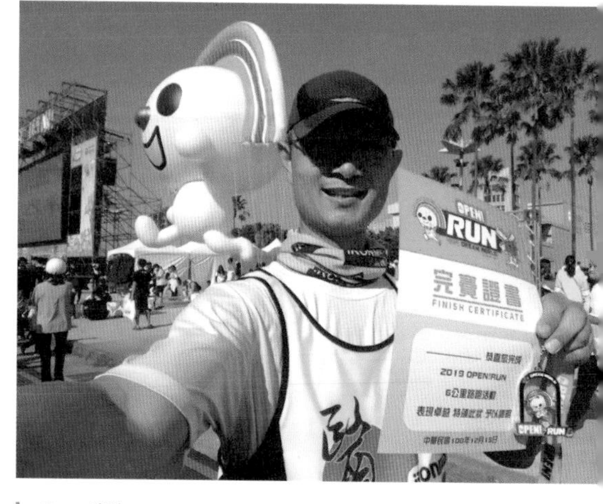

Open路跑
圖片來源：醫護鐵人提供

OPEN小將獨家賽事贈品讓親子滿載而歸。

路跑的前一天通常還會安排OPEN小將氣球大遊行，看完了遊行不過癮，隔天OPEN小將氣球明星們還會繼續在賽場上歡迎大家，這一場老少咸宜的賽事真的沒理由不參加。每年的OPEN小將路跑都在高雄夢時代舉辦，而2019年還首度針對11K組跑友與NIKE RUN CLUB合作進行專業配速規劃，因為除了親子檔外也有高手來共襄盛舉。

賽事資訊

A. 地區：高雄市

B. 時間：每年12月

C. 賽事執行單位：驊采整合行銷股份有限公司

D. 賽事網站：https://www.dimpr.info/

E. 歷年賽程：11K、6K、3K

F. 賽事贈品：完賽獎牌、紀念賽衣、完賽禮物、紀念毛巾、紀念背帶

G. 運動筆記參賽者評分：

a. 近5年評分：

	2019	2018	2017	2016	2015
平均分數	4.3	4.0	4.1	3.4	4.0
評分人數	28	17	13	6	17

b. 2019年評分：

參賽費用	補給品	紀念品／衣服	賽道／風景	報名流程	成績／證書
4.1	4.3	4.5	4.0	4.4	4.4

醫鐵參賽防護經驗分享

小朋友參加長跑比賽到底好不好？許多賽事都有參加者最低年齡限制，例如就有超馬賽年齡最低必須年滿20歲，馬拉松賽最低年齡18歲等規定。其實這可以從訓練及運動生理兩個角度來說明：

訓練

首先，不良跑姿有可能影響脊椎與骨骼的發育，兒童時期身體肌肉主要為縱向生長，骨骼彈性大但硬度弱，固定關節的力量很脆弱。美國俄亥俄州立大學運動科學系副教授李衛東提出，小孩大量運動會刺激骨頭提前骨化，並使得骨頭向兩端的生長提早中止。特別是小腿的脛骨、腓骨與大腿的股骨如果出現提前骨化，將會影響孩子的體格發育。

胸腔科醫師洪緯欣指出，兒童進行長跑容易增加心肌壁厚度，導致心腔擴張受到限制，影響心肺功能。建議8歲前的小朋友開始練習跑步時每天不要超過1公里，累積一段時間的跑量後，每天則不超過5公里。

運動生理

小朋友如果參加馬拉松這類對於能量持續消耗大的耐力型運動，會使營養吸收受到影響，因為小朋友肌肉力量較成人弱，而體內水分占比大於成人，無機物及蛋白質含量較低。

馬拉松屬於較高強度的撞擊運動，對小朋友關節的衝擊力度很高，特別是在堅硬的馬路上進行冬季長跑時，超長距離的跑步容易導致關節的損傷，例如膝關節、足弓、踝關節等，也同時影響發育。

2.2.12 2019火燒島－綠島——冰塊將會是你的好友

台灣最有名的一座島嶼，綠島，台灣人對它有道不盡的故事。從政治犯高唱悲歌到黑社會大哥在此唱「綠島小夜曲」，這個曾經囚禁重刑犯的地方，對外開放後還辦起了限量名額的路跑，主辦單位以「大哥越獄」為主題，提供條紋囚衣樣式的參賽服、黑白條紋號碼布、牢飯領取帳篷，融入許多火燒島的監獄元素，甚至開放創意跑者徵選及監獄回收車，因此許多的「警察」與「大哥」Cosplay Runner在第一道曙光下集體「越獄」前後追逐，彷彿大型警匪電影。2019年綠島馬拉松巧逢米塔颱風進逼，在賽事當天參賽者們搶搭最後的船班離島，也成了名符其實的大落跑。

報到地點在綠島國中，而起跑點則安排在人權紀念公園，半馬也剛好安排一圈繞島途中經過綠島市區、朝日溫泉、柚子湖、哈巴狗、睡美人與小長城眾多景點。建議在賽事前後可前往世界級的海底溫泉之一的朝日溫泉，讓自己徹底放鬆一下。

賽事資訊

A. 地區：台東縣綠島鄉

B. 時間：每年10月

C. 賽事執行單位：馬蘭文藝企業社

D. 賽事網站：https://www.facebook.com/malan99424/

E. 歷年賽程：42.195K、21K、5K

F. 賽事贈品：完賽獎牌、紀念賽衣、完賽餐點

G. 運動筆記參賽者評分：

a. 近5年評分：

	2019	2018	2017	2016	2015
平均分數	4.6	4.5	4.5		
評分人數	49	55	41		

b. 2019年評分：

參賽費用	補給品	紀念品／衣服	賽道／風景	報名流程	成績／證書
4.6	4.5	4.3	4.9	4.6	4.7

醫鐵參賽防護經驗分享

清晨的綠島，海風徐徐吹拂，看著藍天白雲，跑起來很是療癒。但對中後段班的全馬的跑者卻是一個考驗，因為路線是環島兩圈再多一些，通常完成第一圈，熱情的太陽便開始發揮它的威力，溫度往往上升到三十多度，沿途幾乎沒有遮蔭，遂成了名符其實的「火燒島」。加上起伏不定的路線，這場比賽若沒有準備好肯定落馬。因此防曬、降溫跟對爬坡與下坡技巧遂成了完賽關鍵，本篇我們就來聊聊重度中暑的四種類型：熱痙攣、熱衰竭、日射病和熱射病中，最容易被人搞混的熱射病。後續在本書3.2夏季與冬季常見的運動傷害與預防，會更深入的為大家介紹另外三種熱傷害。

熱射病

屬於重度中暑的一種，一般是由於運動時產生過多熱量蓄積在體內，超過了身體的散熱能力使體溫飆高，進而影響人體正常生理機能，是最嚴重的熱相關疾病，在人體無法適度調節體溫時出現，症狀為無法降溫且快速升高的體溫、無法排汗，症狀發生後10～15分鐘，如果不及時救治，體溫繼續升高到攝氏41°C或更高，便會導致永久性的殘疾甚至死亡。

熱射病的症狀

大量出冷汗後續無汗、臉色蒼白、呼吸淺快、脈搏細速、躁動不安、肌肉痙攣、神志模糊、血壓下降、疲倦虛弱、頭暈、頭疼、噁心、想吐進而昏厥伴四肢抽搐。嚴重者可能引起肺水腫、腦水腫、呼吸衰竭等。

在賽事中如何預防及處理熱射病

運動時最好選擇適宜的氣溫及濕度，建議氣溫低於攝氏32°C，而濕度不高於60%。便可降低熱射病發生的機率。

主辦單位通常會在補給站準備以下降溫物品及噴淋或海綿站等設施配備，或也可以跟救護機巡索取冰塊。

降溫物品

①冷凍噴劑

冷凍噴劑非藥品，可以放心使用，但切記不要一個定點噴太久，避免凍傷，冷凍噴劑可以讓過熱的身軀快速降溫。

②冷敷貼

冷敷貼可以貼在額頭或頸後，因為重量輕體積小攜帶方便，建議跑者可以在身上帶個3～4條以備不時之需。

③冰塊

抓取適量冰塊，用毛巾或塑膠袋放在腋下或身上塗抹，你會瞬間感覺涼爽。

④海綿

通常主辦單位會準備大水桶並在裡頭放入海綿，選手可以用吸飽水的海綿，於脖部、手腕、耳後等血管接近皮膚表面處進行擦拭，協助降溫。

降溫設施

①噴淋站

通常大會會請消防車或噴灑水管在參賽者經過時灑水，建議可以讓水噴淋頭部及身軀散熱，但盡量不要淋濕鞋子。

②補給站

通常補給站裡為了能讓飲品冰涼會備有冰塊，但不一定供給給參賽者，如果不舒服時可以主動跟主辦單位索取。另外記得補水。

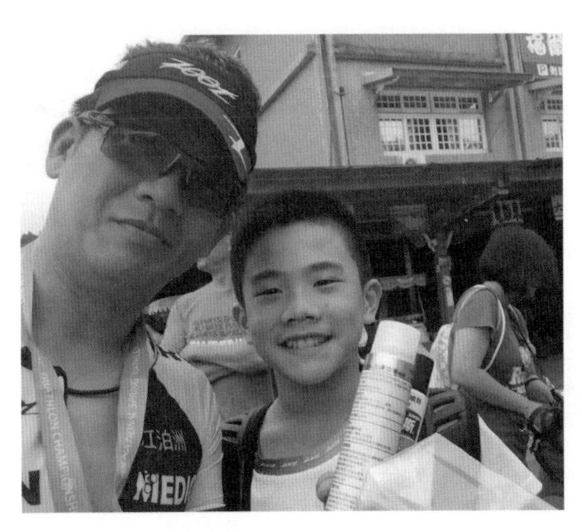

隨身攜帶冷凍噴劑的醫護鐵人
圖片來源：醫護鐵人提供

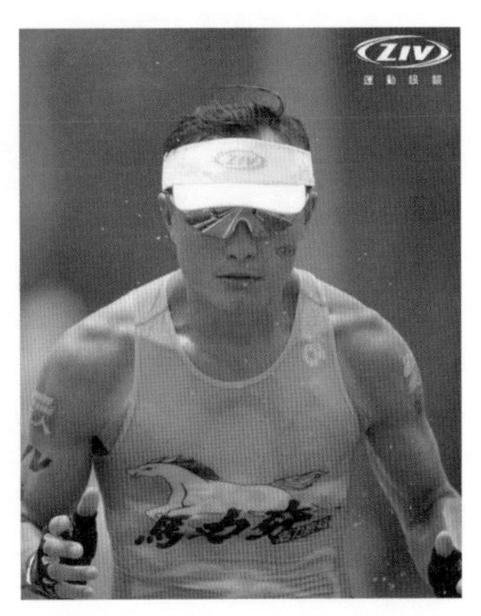

可以在三鐵衣內放些海綿或冰塊協助降溫
圖片來源：醫護鐵人提供

2.2.13 菊島澎湖跨海馬拉松——低溫大風起你該怎麼跑？

「菊島澎湖跨海馬拉松」全馬及半馬賽道長度丈量，除了都曾經過IAAF／AIMS國際賽道認證外，標榜全台唯一「跨海＋跳島」的馬拉松更是吸引眾多跑者的目光，全馬賽事途中經過觀音亭、西台古堡、東台軍事史蹟園區、世界級自然遺產大菓葉玄武岩、全台歷史最悠久的漁翁島燈塔、橫礁沙灘、長度約為2600公尺台灣最長的跨海大橋、許家彩繪村等知名景點。主辦單位除了邀請具備醫護背景與豐富參賽經驗的「醫護鐵人」加入陪跑行列，讓參賽者可以放心在風勢強勁下全力衝刺外，還高規格提供選手即時追蹤APP讓親友及時關注跑者動態，選手還可以在抵達終點時透過APP第一時間查詢成績和排名。

結合高規格、安全、貼心APP，主辦單位還準備有18處的特色補給站，並安排在美麗海灣賽道沿途提供有60餘道澎湖在地美食，如：土魠魚、白膜花生、花枝丸、黑糖糕、金瓜米粉、手工蝦捲、烤鹹豬肉、小管與洋香瓜等美食讓選手品嚐。

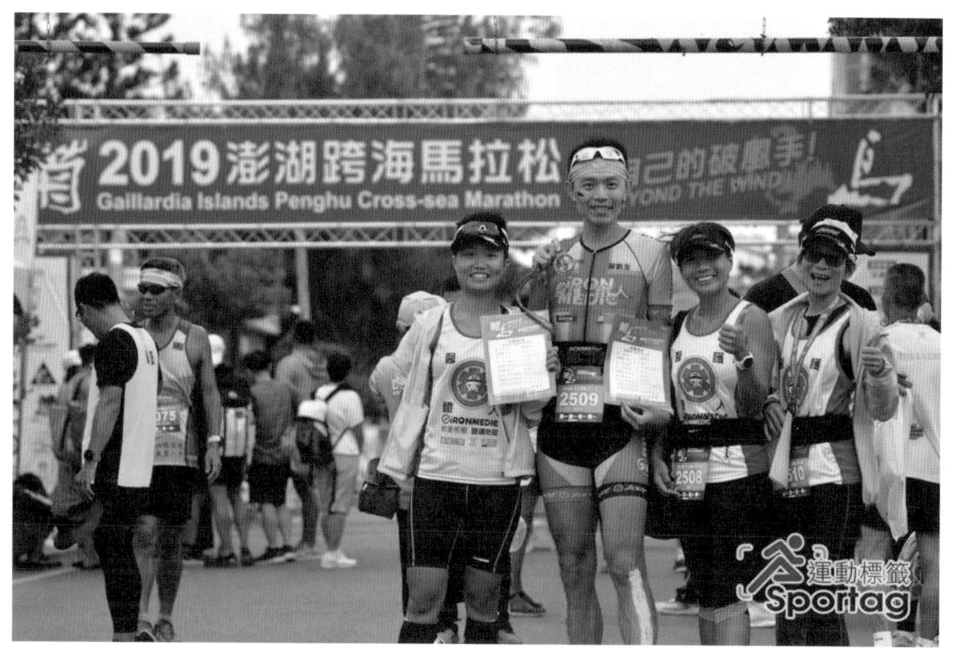

菊島馬拉松
圖片來源：醫護鐵人

賽事資訊

A. 地區：台北市

B. 時間：每年10月

C. 賽事執行單位：義傑事業股份有限公司

D. 賽事網站：https://www.kevinlin.org/

E. 歷年賽程：42.195K、21.0975K、5K

F. 賽事贈品：完賽獎牌、紀念賽衣、完賽餐點

G. 運動筆記參賽者評分：

a. 近5年評分：

	2019	2018	2017	2016	2015
平均分數	4.6	4.8	4.5		
評分人數	59	25	28		

b. 2019年評分：

參賽費用	補給品	紀念品／衣服	賽道／風景	報名流程	成績／證書
4.5	4.7	4.4	4.7	4.6	4.6

醫鐵參賽防護經驗分享

海內外重要的大型賽事幾乎都在寒冷的天候中舉行，除了避免熱傷害外，攝氏10度左右是跑馬拉松時散溫效率較佳的溫度，也容易締造好成績。「2019菊島澎湖跨海馬拉松」不僅風大、氣溫低外加點小雨，這時保暖避免風寒就格外重要。人體呼吸道的正常溫度範圍約在攝氏26度～32度之間，當運動強度較高時，往往以口取代鼻子進行，此時若是在冷環境中，吸進來的空氣溫度較低，會造成呼吸道的不適。冷空氣會使支氣管收縮，容易引起氣喘發作、咳嗽、氣管炎甚至腹痛。

建議跑者以運動用領巾或口罩覆面遠離冷空氣威脅。再者在氣溫較低的狀況下，肌肉為了達到一樣的運動表現，會提高換氣量獲取更多能量，這也會造成心肺循環的負荷增加。最後，在低溫的環境中，肌肉使用醣類的代謝比例會提高，為了防止體溫下降則會降低肌肉的血流量，上述不僅降低肌肉的收縮效率，也容易造成乳酸堆積進而造成肌肉疲勞。

因此，搭配輕薄短效透氣風衣及舒適跑衣褲，進行簡便式洋蔥式穿著，隨著距離及強度進行穿脫，並以乳液及凡士林塗在鼻子臉頰上，還有使用護唇膏避免龜裂。頭部、臉部、耳朵、手部是較容易發生凍傷的部位，可以戴上帽子、手套及攜帶一些暖暖包。

運動前兩小時先吃點食物，開賽前15～30分鐘確實做好熱身，因為人體面臨寒冷時，肌肉伸展性會降低而關節會相對僵硬。運動後立刻擦乾身體，降低感冒機率。

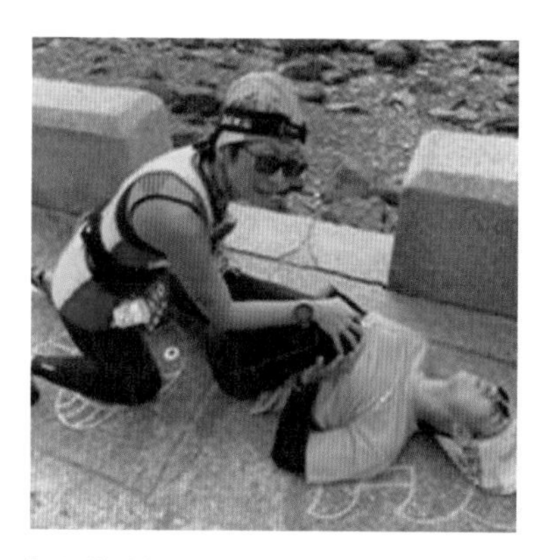

醫護鐵人緊急救護身體不適的參賽者。
圖片來源：醫護鐵人高雄夜跑團隊長李珮綾

2.2.14 金門馬拉松——跑步不能沒有酒？

2020年對金門馬拉松是多災多難的一年，除了遠東航空無預警停業影響了台灣本島與金門的交通之外，後續新冠肺炎的攪局更使得金門馬拉松最後停辦。然而「初馬天堂」與報名「秒殺」金門馬拉松最吸引人的地方在哪？除了全馬環島一圈盡享戰地風雲外，大概就是大會瓷瓶裝主題紀念酒了，每年金門馬拉松參賽者都會有一份紀念酒作為參賽禮，全馬跟半馬組的酒還不一樣，許多人就是為了全馬只送不賣的精裝高粱紀念酒，還有戰地風景而報名全馬組的。參賽組別除了路跑、半馬、馬拉松組外，也有免費的健康休閒組，重點是賽前一天主辦單位為了回饋當地鄉親及跑者，還有舉辦短程健走與路跑，完成者還有瓶裝金門高粱可拿。但不要看金門沒什麼山，其實跑起來也不輕鬆！因為金門屬於丘陵地形，看起來好像很平坦，事實上起起伏伏的跑起來也很累人。

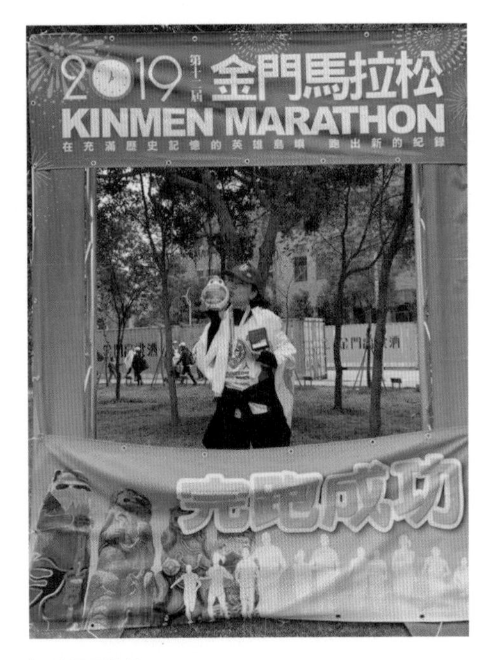

金門馬拉松
圖片來源：醫護鐵人提供

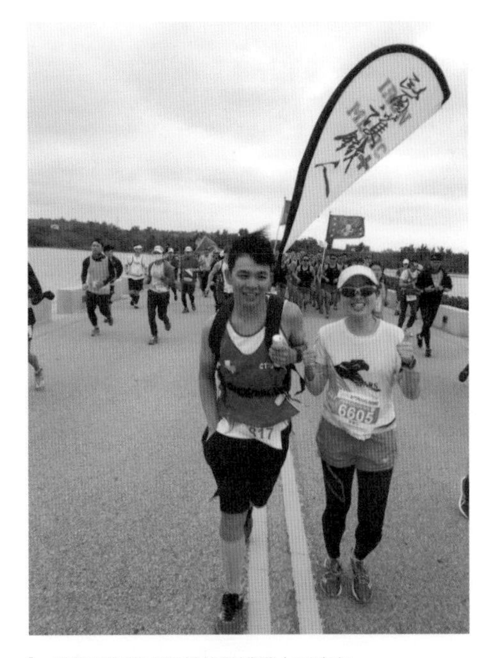

揹著明顯識別旗幟的醫護鐵人王培安
圖片來源：醫護鐵人提供

賽事資訊

A. 地區：金門縣

B. 時間：每年2月

C. 賽事執行單位：中華民國路跑協會

D. 賽事網站：https://www.sportsnet.org.tw/

E. 歷年賽程：42.195K、21.0975K、11.k、4.5k

F. 賽事贈品：完賽獎牌、紀念賽衣、完賽餐點、完賽禮金門高粱酒

G. 運動筆記參賽者評分：

a. 近5年評分：

	2019	2018	2017	2016	2015
平均分數	4.1	4.1	4.0	4.0	3.8
評分人數	322	145	96	61	127

b. 2019年評分：

參賽費用	補給品	紀念品／衣服	賽道／風景	報名流程	成績／證書
4.5	3.7	4.1	4.5	3.9	3.9

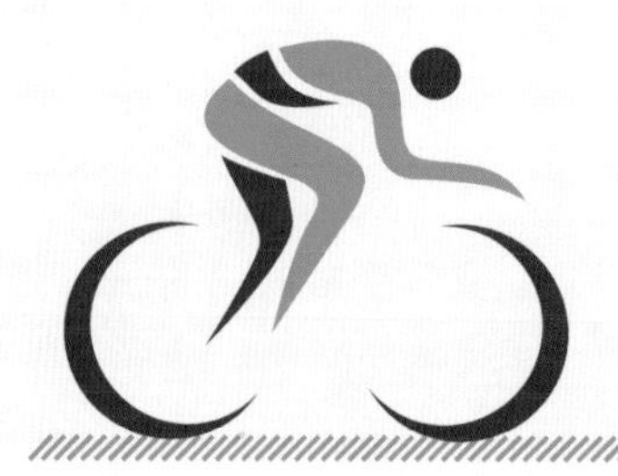

醫鐵參賽防護經驗分享

金門馬完賽了，收到了酒好開心，那麼要不要來暢飲一下呢？相信這是個迷人的提議，但是不論賽事前中後，喝酒都是百害而無一利。酒精就是指乙醇（ethanol）。許多人在選手晚宴、跑馬當下跟慶功宴時都喜歡喝酒，但酒精對運動表現幾乎百害無一利，不僅降低有氧運動的表現，更可能造成脱水及頻尿的現象。原因在於酒精容易被人體所吸收，酒精到達胃中無需消化即可被吸收，進入血液循環在全身流動，並持續影響腦部及中樞神經。以下解讀運動前、中、後期喝酒的影響：

運動前飲酒

導致低血糖

當肝臟分解酒精時，因為不能產生足夠的葡萄糖，所以導致有低血糖的情況發生。高強度運動前不要飲酒，因為會影響心肺功能。

增加運動時的風險

運動前不宜喝烈酒，因為酒精濃度高難以代謝，影響時間久，特別在飲酒後從事需要反應、協調、準確性和平衡的運動，如自行車及跑步。若還是飲酒了建議多補充水、鹽礦物錠或運動飲料。

運動中飲酒

脫水

運動中（特別是耐力型運動跟夏天悶熱的氣候）不建議喝酒，在運動時體溫會升高容易大量出汗，加上酒精有利尿作用，運動中喝酒不僅容易造成身體更嚴重缺水、電解質失衡甚至可能發生脱水現象。千萬不能用酒精取代能量來源，如果真的想喝一杯，則成年人不要超過500cc之4%酒精濃度的飲品。

抽筋及降低有氧運動能力

酒精代謝後的產物之一就是乳酸，因為運動時肌肉抽筋的原因之一是乳酸堆積，所以運動時喝酒有提高肌肉抽筋的可能性。

運動後飲酒

減緩肌肉修復

運動後飲酒會減慢肌肉纖維蛋白合成的速度，並影響身體免疫細胞的正常運作，並抑制修復補軟組織之激素、賀爾蒙的新陳代謝反應，進而比較容易感染生病。

更易感到疲勞

激烈運動後，肌肉的恢復與調適都需要蛋白質的合成。喝酒後除了提高破壞身體內分泌系統的平衡機率外，也會使肌肉纖維蛋白合成的速度變慢，進而影響身體的傷害修復系統，還會影響睡眠週期及干擾生長激素，不僅無法放鬆反而可能換來全身的痠痛。

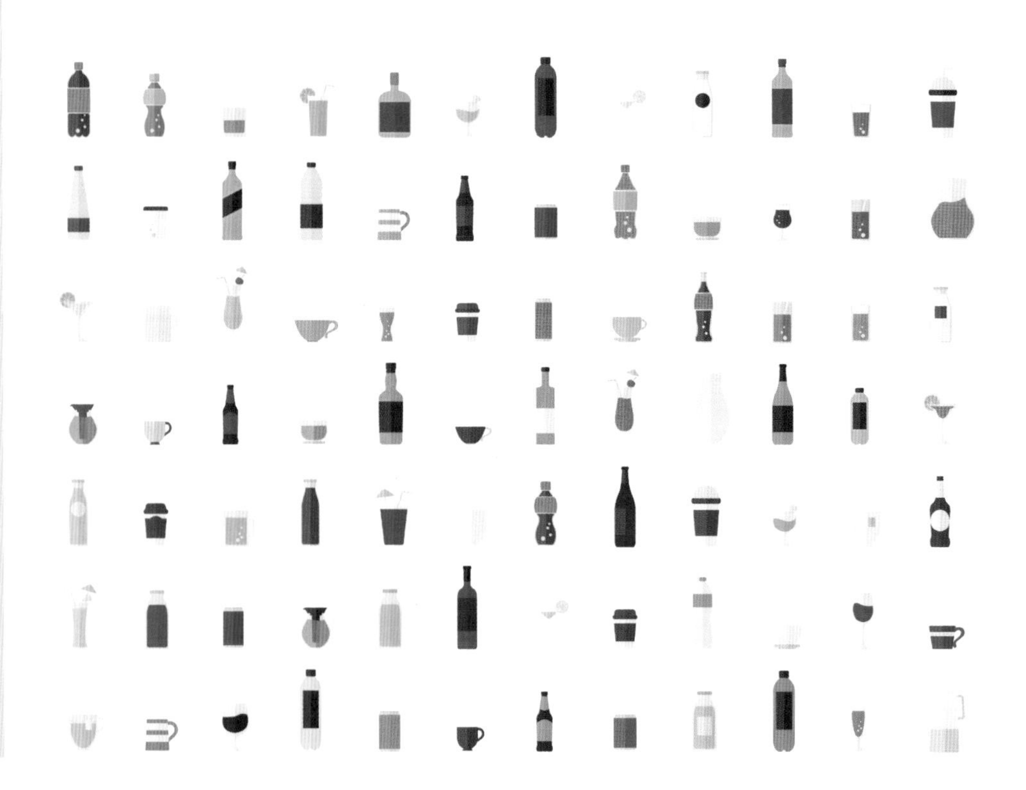

2.3 自行車篇

2019年全台自行車相關賽事共有114場，而95k上下的賽事約有42場，但要有2000名以上的參賽者規模加上有交通管制、付費賽事安全機制（救護車與救護機巡）或公益性組織參與（醫護鐵人）的卻是寥寥可數。只要搜尋Google便不難發現關於參加自行車賽時「心因性猝死」或車禍受傷的報導，加上筆者以醫護鐵人身分參加各類型的自行車賽時，也常發現抽筋及冒冷汗的車友在賽道旁休息情事。以下精選的幾場賽事都是醫護鐵人參加過的優質賽事，希望藉由本篇讓大家更重視賽事安全，將運動風險降至最低。

高評價知名自行車賽事列表

	美利達．瑪吉斯盃彰化經典百K	萬眾騎BIKE好運豬豬來	錠嵂百k輪躍台南	戀戀197自行車公路賽	美利達盃南投百k單車嘉年華	時代騎輪節
日期	3／16	3／30	4／21	7／21	10／26	11／24
組別	100k、30k、PUSHBIKE	105k	100k、30k、PUSHBIKE	130k、100k、30k、PUSHBIKE	102k、21k、PUSHBIKE	100k
運筆評分	4.3	4.2	4.1	4.4	4.2	4.1

*本表選錄賽事標準為2019年台灣有2000名以上的參賽者及運動筆記評分3.7分以上，且有交通管制及付費賽事安全機制。

資料來源：筆者自行整理

2.3.1 時代騎輪節——變速器失靈下的藍色公路

「時代騎輪節」為年度台中最大自行車賽事。近幾年路線更動不大，2019年賽道從代表性的台中市政府出發騎進海線，途中經台中七期、中科周邊、台中國際機場、台61西濱快速道路、高美濕地、藍色公路及望高寮等多個知名景點，沿路共設四個補給點：

第一補給點：潭雅神自行車道旁公園

第二補給點：大甲溪橋

第三補給點：高美濕地的海角明珠

第四補給點：藍色公路

參加者可充分體驗「山味、海味、台中味」。參加者眾多，也標榜為歡樂的大眾類非競賽型賽事。賽道令人印象深刻的除了藍色公路，還有高美濕地旁的電力發動風車，一整排的風車加上海風吹拂，輕輕地將汗水帶向了遠方，那樣的美景迄今仍令人再三回味。

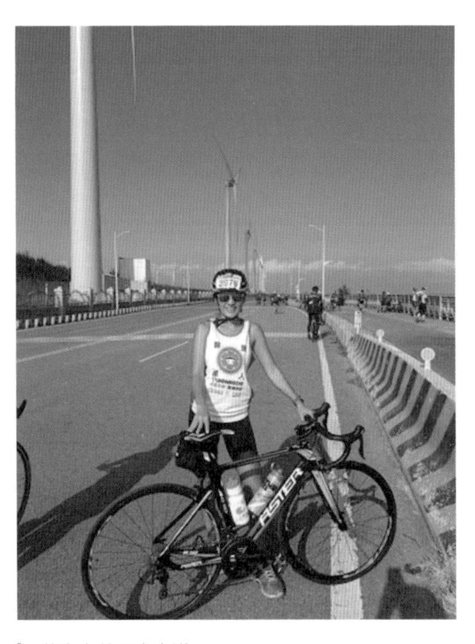

著名高美風車大道
圖片來源：醫護鐵人提供

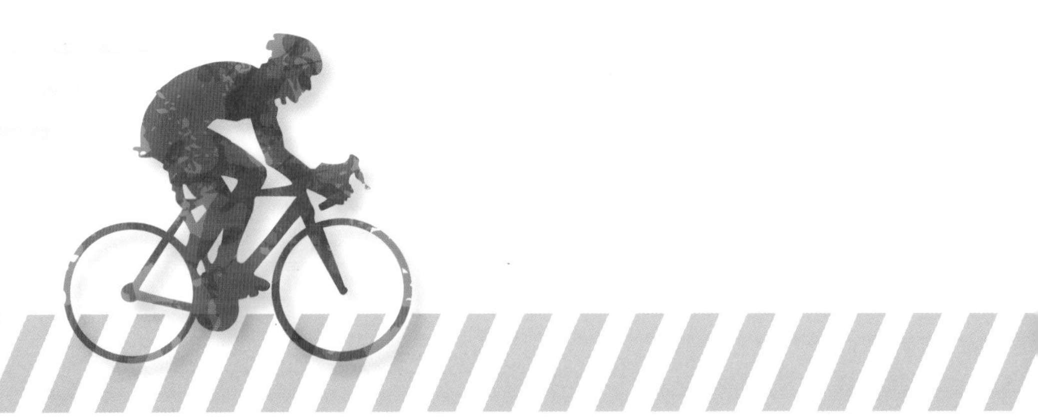

賽事資訊

A. 地區：台中市

B. 時間（大約時間）：

　a. 報名期間：6～9月

　b. 賽事時間：11月

C. 賽事執行單位：單車時代

D. 賽事網站：https://www.facebook.com/wheelsridefestival/

E. 2020賽程：100K、PUSH BIKE

F. 賽事贈品：完賽獎牌、紀念賽衣、完賽帽、完賽餐點

G. 參賽者評分：

　a. 近5年評分：

	2019	2018	2017	2016	2015
平均分數	4.1	4.0	3.9	2.2	
評分人數	13	4	9	2	

　b. 2020年評分：

參賽費用	補給品	紀念品／衣服	賽道／風景	報名流程	成績／證書
3.8	3.8	4.5	4.5	4.2	3.8

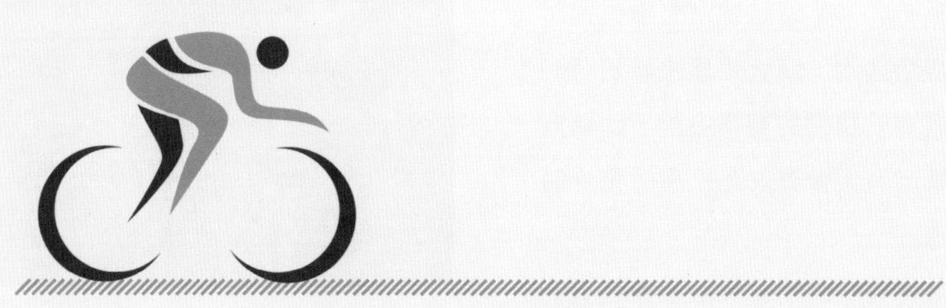

醫鐵參賽防護經驗分享

相較於路跑，自行車則多了裝備上的準備，現實地好比軍備競賽，不單是要有好引擎（身體），車架、輪組還有制動系統更是缺一不可，賽前的裝備檢查也必須確實，否則往往會因為機械故障造成無法完賽甚至受傷的風險。

醫護鐵人常在賽場上透過問候或提供免費的撒隆巴斯與鹽礦物錠等，靠近參賽者並進行初評。

在自行車賽中，除了賽道，途中的休息站也是醫護鐵人與參賽者互動的主要地方，當醫護鐵人發現異常時，除了依照醫護專業進行即時處置，並會根據大會號碼布（貼）上所載的緊急連絡電話進行通報，並陪伴到大會付費賽事安全單位到場接手後，才會繼續前進。然而有些異常參賽者們是可以自我評估跟預防的，因為在賽場上劇烈運動是常見的事情，若未及時補充水分，在水分大量流失後血液容易變得黏稠，這時就有發生心肌梗塞的危險。因此每隔一段時間補充適當的水分，並且於途中發現有胸悶、胸痛、噁心感、冒冷汗，甚至左肩、手臂痛等症狀時，要馬上停止運動，並立即就醫。

若有冠狀動脈心臟病的患者，建議先進行醫學綜合評估，按照個人的狀況設計運動計劃，藉由運動測試而開立個人化的運動處方，在參賽前須經過醫師評估許可後再進行。

猝死跟運氣好壞無關，只要高強度、長時間、長距離或沒有事先預防就有機會遇到，這就是建議參加有制度跟有賽安規模的賽事主因，起碼遇到事情時有大會賽安系統進行第一時間處理。

這場賽事雖然屬於歡樂非競賽的類型，但過程中仍有許多參賽者搶

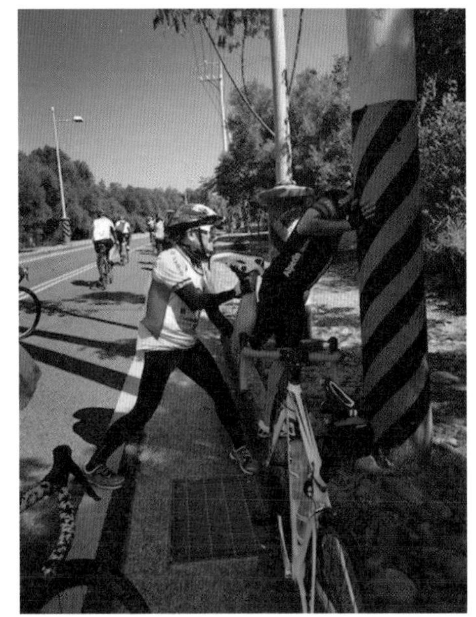

協助車友緩解抽筋的醫護鐵人
圖片來源：醫護鐵人提供

快，在一些及轉彎的路口險象環生甚至發生了連環擦撞，建議參賽者要隨時留意警示，通常主辦單位應在急轉彎或下坡前一到兩百公尺就會有標牌警示，甚至安排工作人員在路旁以喇叭宣導，但若沒有，也請參賽者自求多福，畢竟騎進第一名也是沒獎金，沒必要跟自己的成績拚命。

2.3.2 戀戀197——雙腿抽筋定竿的長爬坡

「戀戀197自行車公路賽」2020年將是第十二屆的舉辦，每年幾乎是大同小異的路線卻為何是台灣最經典的自行車賽？首先讓我們來看看賽道的設計，以主要路線而言，前面將近90K的台11線丘陵與平路都是前菜，最後197縣道高低落差近300公尺的七公里遽升爬坡縣道197才是主菜；再來3個距離、4個組別，另外加碼PUSH BIKE的貼心設計滿足全家各成員能力同遊的概念，在本場賽事除了拚個人成績與還能與團隊合作爭取車隊成績，因此菁英組的排名也是每年各大車隊爭相競逐的重點。

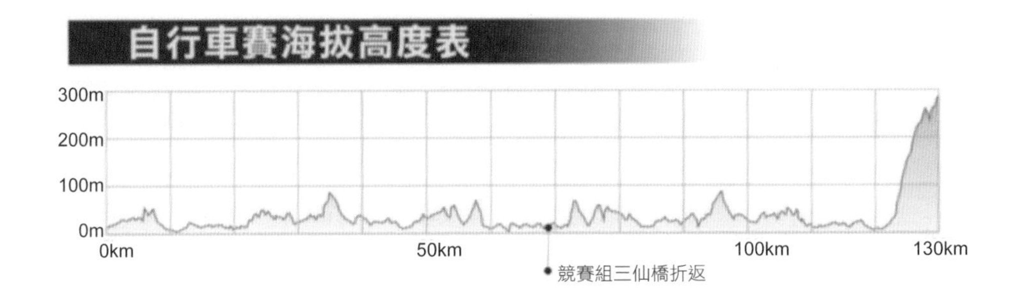

戀戀197自行車賽海拔高度表
圖片來源：大會提供

賽事資訊

A. 地區：台東

B. 時間：每年7月

C. 賽事執行單位：台東縣城鄉生活運動協會

D. 賽事網站：http://www.turaa.tw/top.htm

E. 歷年賽程：

	130KM 車隊菁英組	130KM 市民競賽組	100KM 挑戰組	20KM 逍遙組	PUSH BIKE	地點
計時終點關門時間	10:40（計4小時40分）	12:15（計5小時30分）	13:10（計6小時）	10:00（計2'30）	無	197縣道52.5K處

F. 賽事贈品：完賽獎牌、紀念賽衣、完賽餐點

G. 運動筆記參賽者評分：

a. 近5年評分：

	2019	2018	2017	2016	2015
平均分數	4.4	4.6	3.9		3.6
評分人數	36	15	6		2

b. 2020年評分：

參賽費用	補給品	紀念品／衣服	賽道／風景	報名流程	成績／證書
4.3	4.4	4.2	4.8	4.5	4.2

醫鐵參賽防護經驗分享

醫護鐵人許惠雯表示：每年在七月舉辦的這一場長距離＋爬坡的自行車賽事，除了練騎量和爬坡要足夠之外，還要有耐熱訓練，加上賽事體能要好，水分和電解質補給也要充足，才能安全順利完賽。

戀戀197在終點之前依據組別共分為2～3個關門點，八嗡嗡、折返點及197縣道，對於許多新手而言必須控制好配速，特別是開放集團輪車及跟車更容易有機會，因為開始時興奮跟上，中途就被拉爆的情況屢見不鮮。賽程近終點7公里無止盡的虐心爬坡更是讓所有的挑戰者永生難忘。7km爬坡其實在一般騎乘時影響不大，但重點是如果安排在騎近百k後的最後7km時，那可真就不一樣了，2017年筆者以醫護鐵人的身分代表參賽，受限於本賽事改期，同行原有近20位的醫鐵參賽，後來則限縮為8位（100與130km各四位參賽）。因應醫護鐵人自行規劃的賽道配速計劃（賽道上都有醫護鐵人均勻分布）及賽事規定（130組僅開放公路車不開放三鐵車），筆者則被安排在100km的首順，

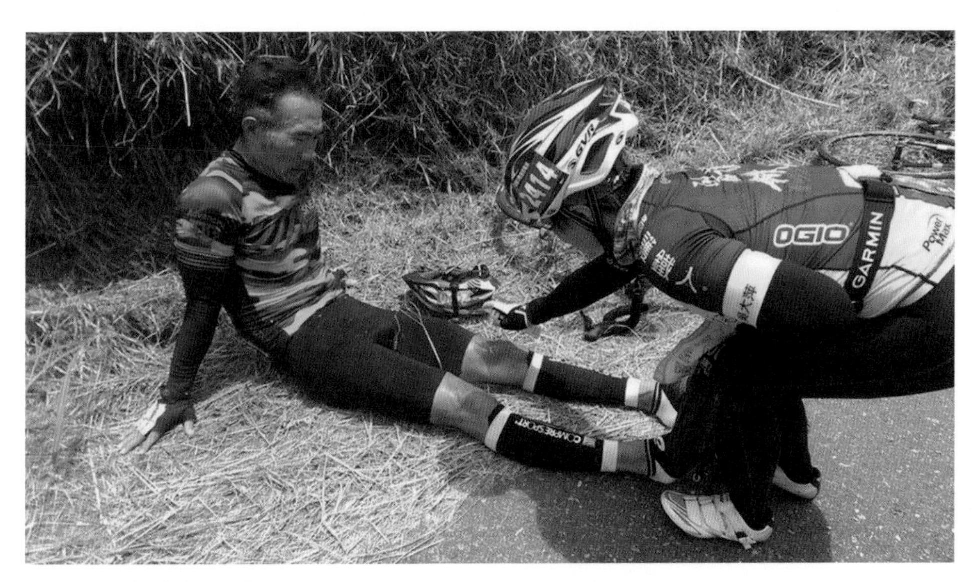

正在幫忙處理抽筋的醫護鐵人
圖片來源：醫護鐵人吳秋萍提供

開始時前6公里左右大會前導車刻意將時速控制在30km／h上下，之後則開放選手自由競速，前30公里時筆者則在小集團內以時速35km～41km之間推進，因為有集團破風效應，所以速度頗為順暢，但隨著距離的拉長與天氣逐漸加溫，外加賽道上開始出現了抽筋的參賽者，於是花了不少時間停下來幫選手們拉筋及提供痠痛噴劑、鹽礦物錠，雖是如此，但整體來説堪稱順暢，然而就當到了最後7km時狀況就多了，沿途幾乎每30公尺就有一位以上倒在路邊的選手，大會很有經驗的以EMT救護機巡來回穿梭提供援助給身體不適的選手，而筆者的撒隆巴斯也沒有停過，於是乾脆拿出放在水壺架上的五趾鞋，徒步牽車沿路協助救援。

炙熱的陽光，近41度的體感溫度讓筆者也開始劇烈頭痛，這時筆者才意識到自己也有中暑徵兆了。隨手跟大會EMT機巡要了幾包冰塊給自己及選手使用後，當再度踏上自行車時，居然發現一雙大腿開始不聽使喚，整個抽筋的感覺驟然浮現，讓筆者只能以趴在休息把上的方式動彈不得，在烈日下（因為根本無法移動）足足停等了7分鐘後，整個身體才逐漸解除束縛，回到終點時看錶，居然花了近5小時30分鐘完賽，跟去年同期其他地方的百k完賽成績2小時43分鐘，足足多花了近3個小時。

2.3.3 美利達彰化經典百K——自嗨過頭便容易爆掉的賽事

「美利達．瑪吉斯盃2020彰化經典百K」單車自我挑戰賽到2020已經邁向第10屆了，一直以來因賽道有特色與注重交管及賽事安全，備受車友好評。活動中最著名的就是著名的八卦山爬坡跟139線道、舊濁水溪的綠色堤岸道名間，至二水的152線的樟樹綠色隧道，環繞彰化一週，八卦山賽途中甚至有超過8%的陡坡讓許多參賽者吃足苦頭但也流連忘返。而2020年的賽道還有早期「環化賽」年代的經典海線路段，而活動會場也將首度設置在彰化溪州鄉的溪州公園。

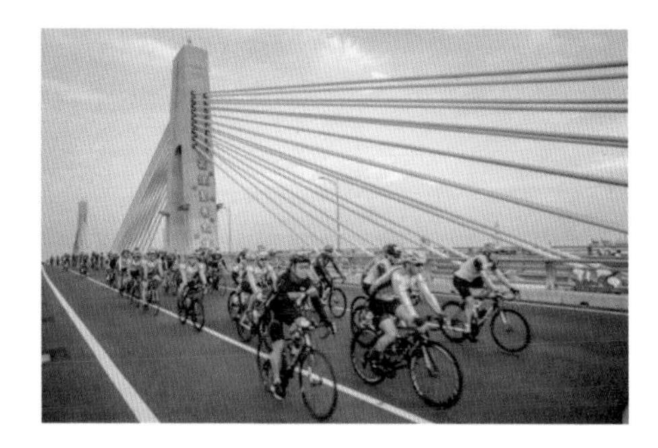

美利達彰化經典百K
圖片來源：驊采整合行銷股份有限公司

賽事資訊

A. 地區：彰化縣

B. 時間：4月

C. 賽事執行單位：驊采整合行銷股份有限公司

D. 賽事網站：https://www.dimpr.info/

E. 歷年賽程：非競賽性質的115km

F. 賽事贈品：完賽獎牌、紀念賽衣、完賽餐點

G. 運動筆記參賽者評分：

a. 近5年評分：

	2019	2018	2017	2016
平均分數	4.3	4.2	4.4	4.1
評分人數	26	9	3	15

b. 2019年評分：

參賽費用	補給品	紀念品／衣服	賽道／風景	報名流程	成績／證書
4.3	4.2	4.0	4.6	4.4	4.3

醫鐵參賽防護經驗分享

「美利達．瑪吉斯盃彰化經典百K」單車自我挑戰活動最著名的就是八卦山爬坡跟139線道，要在25公里內爬升約400公尺，沒有練習肯定吃足苦頭，這同時也是「爬坡比」最高的路線，八卦山脈爬坡度約在3%左右，若扣除掉緩坡，實際有好幾段8%陡坡藏在裡頭，而且越後面越陡越長。

建議車友在參賽前能找尋類似路段分段練習，分次增加距離和速度，且一定要在運動前還有途中補充水分跟電解質或鹽礦物錠，因為等到渴了才喝可能身體已受到傷害。而一半的路程後便是一整路的下坡，危險程度更甚上坡，因為此比賽為非競賽性質，建議參賽者可以稍稍放緩速度，邊騎還可以邊享受139縣道及彰化平原的美景。

幸運的是主辦單位有著佛心關門點機制，哪怕關門之後主辦單位還是安排了另一個較短的路線，讓你還是可以盡快地在6小時內回到終點休息。過程中許多參賽者沒有適當配速便容易讓自己的肌力過度使用發生抽筋等現象。但因為過程痛苦或許也特別令人印象深刻吧！

2019美利達瑪吉斯盃彰化經典百k關門點資訊表

關門地點	里程	關門時間
二水引水公園旁／水森路路口	約73K	10:40

資料來源：美利達官方網站

許多參賽者扼腕沒有完賽，根據了解主要為以下因素導致不能完賽：1，肌力不足→沒時間練習，或是練習的方法不對。2，時間沒控制好被關門→項目練習比重不對、技巧不好或輪車技術不佳。3，裝備問題→賽前未保養或沒有用對裝備。

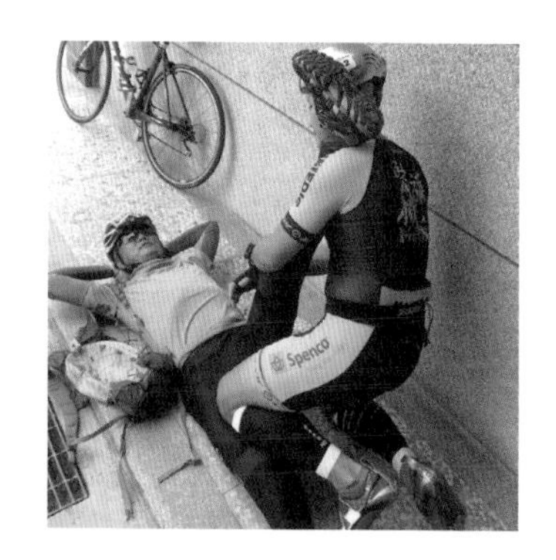

抽筋在這場賽事似乎司空見慣
圖片來源：醫護鐵人提供

有沒有辦法一次解決上面三個問題呢？除了花時間好好練之外，其實筆者的建議是騎乘中使用電子設備進行偵測，並用科學化的方式進行訓練及補給也能事半功倍。為了讓大家能快速吸收，筆者區分為補給及裝備兩個篇幅讓大家方便參考：

裝備篇

普遍來說，自行車賽大多規定以公路車為主要參賽車種，除了因考量輪車的安全性（三鐵車的空力把往往是致命的關鍵），另外，比起適合平路奔馳的三鐵車，高低起伏的山路則以公路車較占上風，為求簡要，本篇不討論坊間常見的車種議題，轉而討論相關的配件。在配件方面，我們可以發現為了降低風阻，取得較好的空力表現（當正面迎風面越大風阻就越大），所以許多專業的選手會選擇在公路車上加裝空力把，空力把也有人稱作休息把、三鐵把、計時把等，不管怎麼稱呼其實都是同一種東西。之所以有許多人稱之為休息把，主要是來自刻板印象裡手肘可以靠上去，上半身就能夠休息一下的關係，但實戰中，公路車加裝休息把真正的原因並不是休息而是有效降低風阻。

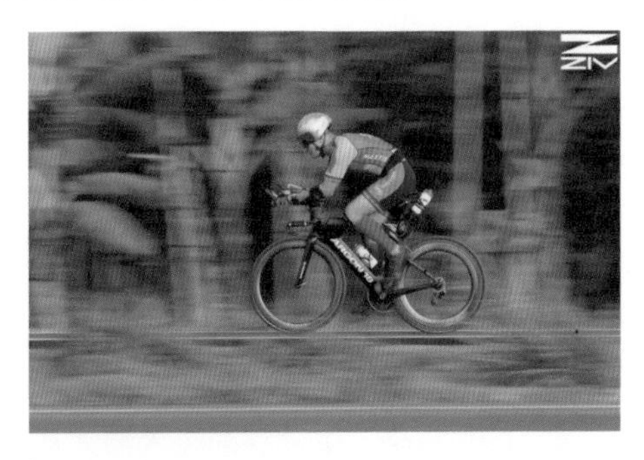

手握空力把的筆者
圖片來源：ZIV運動眼鏡

再來，賽途上通常都會有補給站，這時候過站的時間長短也是影響成績的關鍵，特別是長途騎乘，許多專業選手往往會在坐墊後方加上下圖的水壺架，讓自己車上的水壺保持1～3個，可以隨時進行補充水分。

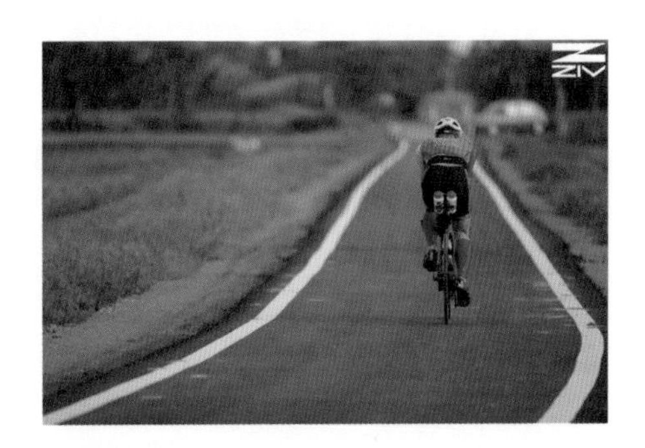

後置水壺架
圖片來源：ZIV運動眼鏡

然而，再多的裝備，自行車的關鍵還是在於人，所以如何強化踩踏效能及觀測自身的情況，則以心率三鐵錶、車用碼錶、單或橢圓功率計四種訓練方式最為常見。

如若預算不高，心率錶或車用碼錶似乎是較超值的選項，可以清楚從計量表看到各種運動數據，包含心率、迴轉速及速度等。因此許多人會從這些數據裡頭去判斷，自己是累了與否。但是在訓練過度的情況下，心跳很可能已經比平常來得低，知道這個資訊對心率訓練有所幫助。不過，在賽場上由於腎上腺素增加，心跳往往跟著加速。心率錶訓練有兩個缺點：

心率錶

缺點一：心跳率偏移

人每天的心跳率都會不一樣，尤其累的時候。縱使每次運動所花的體力相同，心跳也不會完全相同。哪怕用習慣的均速騎乘一定的時間，心跳率也會變動。

因此，在許多方面來說，心率訓練只能算是一種參考指標，不能算是絕對的參考值。

缺點二：心跳率對步調改變的反應較慢

常見的是參賽者想拉高心跳，提早使出全力，以致於比賽還沒有結束，體力卻已經消耗殆盡。

什麼是功率？有哪些種類的功率計？為什麼訓練建議用雙腿橢圓功率計？

功率定義為能量轉換或使用的速率，以單位時間的能量大小來表示，即是作功的率。功率的單位是瓦或稱瓦特（Watt），瓦的定義是1焦耳／秒（1／J／s），是轉換能量的速率，能量轉換可以用來作功，功率也是作功的速率，焦耳如換算成卡路里，4.2焦耳等於1卡，由於踩踏時人體消耗的熱量只有23～26%可轉化為踩踏功率並用在踩踏輸出上。例如：當一個人騎行爬升了100公尺，不論他是慢慢的騎或是抽車上坡，對自行車作的功是相等的，但若考慮其功率，抽車上坡會在較短的時間內對物體作相同大小的功，因此其功率較大。

相較於「速率」會受氣候、地形、風向、輪車等因素所干擾，「心率」值則容易受身體狀況、環境溫度、訓練期間長短所影響，因此往往是「落後指標」。當有人說他用盡全力衝刺十分鐘，然後期間均速是48公里／小時，其實這數值除了讓人感覺很快之外，本身並不具備任何意義，這十分鐘的心率曲線也絕對不會是一條直線，而是慢慢升高的拋物線型。因此功率表訓練可讓你針對特定賽事進行訓練有客觀的參考數據並了解實際消耗熱量，這便是功率計的最大優點，例如用於計時賽。如果你將參加30公里的計時賽，你就可以針對這樣的距離進行特訓，了解在這樣的距離你能維持多少輸出，確保在正式比賽時不會太早就出盡全力，不過，功率計的缺點在於只能掌握輸出能量，但沒辦法知道自己身體的運動狀況。理想狀況下，訓練時同時使用功率計及心率錶是最好的方式。

一般來說，市面上的功率計，可依安裝位置概略分為『功率大盤』、『軸心功率計』、『功率曲柄』、『功率花鼓』，而本文中的雙腿橢圓盤功率計，除了兼具功率計量測的功能外，最特別的是「量身訂做」與「騎乘健康」。

橢圓盤功率計

量身訂做

ROTOR的Q-Rings橢圓盤，除了和一般圓盤在肌群上的使用有明顯不同之外，最特別的是Q-Rings的可以按照騎乘車種的差異及騎乘的方式進行OCP（Optimum Chainring Position，優化齒片位置系統）。簡單來說，ROTOR的齒盤上許多雷射切割的孔，就是針對不同車手的騎乘風格和踩踏習慣去調整出最適合的設定，讓騎乘的效率最大化，不用像傳統的圓盤必須適應最大施力點。

騎乘健康

人都會有左右邊大小施力不均的問題，透過雙腿橢圓盤功率計，不僅可以監控騎乘中兩腿的輸出功率，提醒騎士避免單邊過度用力之外，功率計的輸出數據，讓我們在訓練或比賽時更方便控制強度，騎乘後所蒐集的標準化功率（NP）透過跟FTP比較，可以更準確地記錄相關過程強度資訊，進而推算出日、週、月的訓練量，對自行車的體能訓練提供了非常多有用的資訊。

補給篇

賽前飲食

除了控制蛋白質的攝取量與總卡路里之外，學會在賽事過程中以羊羹、果膠或能量棒進行飽食感的訓練也是不可少的一環。許多人在賽前進行過多或難以消化的飲食，造成在持續高強度的狀態不是嘔吐就是身體不適。

以白饅頭及BCAA沖泡能量粉，還有鹽礦物錠是醫鐵們最常見的開賽前飲食內容，因為過多分量或是添加各類調味的餐點，極容易造成肚疼等身體不適的狀況。

賽中補給

選手可以幫自己在車上準備能量核糖、BCAA能量膠以及鹽礦物錠，通常自行車的補給站會有可樂、運動飲料及香蕉，可樂具充足的碳水化合物，但要小心脹氣發生造成不適，可考慮軟性富含醣類且易消化的食物，例如：羊羹及香蕉等，可以輔以流質飲品食用。

2.3.4 輪躍台南——千萬別借車參加比賽

號稱是南部單車嘉年華的「輪躍台南」，主要是由台南在地自行車業者共同發起的，到2020年已達第十屆了，本賽事有兩種版本，一為從台南正統土城鹿耳門聖母廟出發的平路較平易近人版本，二為台南文衡殿出發的登山王加平路較具挑戰性版本。大家在報名時可特別留意，本場賽事報名費偏低，但贈品超值（贈品總市價有機會是報名費的兩倍），現在還結合許多廠商活動送贈品。

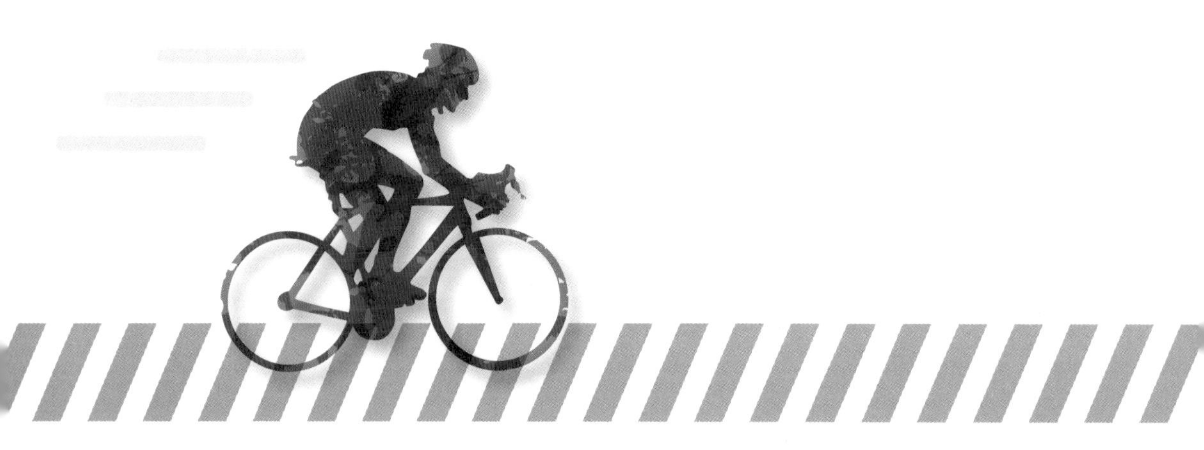

賽事資訊

A. 地區：台南縣

B. 時間（大約時間）：

 a. 報名期間：10～1月

 b. 賽事時間：4或12月

C. 賽事執行單位：單車身活

D. 賽事網站：https://www.facebook.com/Cyclingfestival/

E. 2020賽程：102K

F. 賽事贈品：完賽獎牌、紀念賽衣、完賽餐點

G. 運動筆記參賽者評分：

 a. 近5年評分：

	2019	2018	2017	2016	2015
平均分數	4.1	3.9	3.7	4.5	4.2
評分人數	5	3	5	1	2

 b. 2020年評分：4.3分

參賽費用	補給品	紀念品／衣服	賽道／風景	報名流程	成績／證書
4.6	3.8	3.4	3.8	4.6	4.2

醫鐵參賽防護經驗分享

參加賽事不僅需要實力通常還需要運氣，2019的錠律百k輪躍台南是我參賽以來印象最深刻的三溫暖天氣，這場賽事有著過往的傳統，那就是賽道以平路居多，完賽幾乎是有練習就肯定有機會。但當我覺得輕而易舉時，居然碰到開賽前的暴雨，是那種雨刷怎麼刷都看不到前方20公尺的暴雨。

我們就在大雨滂沱下揭開了比賽的序幕，很慶幸自己有帶運動眼鏡跟自行車雨衣，在雨水狂瀉下，我仍然可以破風向前，身體雖然淋濕，但是風雨衣卻也提供了適度的保暖。開賽後十分鐘便遇到車友因路面積水誤入坑洞而摔車，在停下完成救護後，我改採一邊以距離15公尺的方式跟車了解路況，一邊對身旁經過的車友大喊：「跟在我後面，但別距離太近，避免還有摔車的情況。」所幸三十分鐘後天空開始放晴，接著隨之而來的居然是高達32度的高溫，這時的我不禁莞爾：「這場還真是標準的三溫暖賽事。」

老天捉弄，我原本以為可以這樣一路平順完騎，到了賽道的尾段發生的機故才知道高興得太早了，生平第一次跟別人借車參賽的我，就在此刻迎來了第一次賽事中爆胎！沒錯，我沒騎我的車，因為我的車當時在保養中，而這台車就是跟好友借的，印象中他在借車時，千叮嚀萬囑咐，該車雖然好但也兩年沒人碰了，所以騎到一半爆胎＋手把帶脫落讓我哭笑不得，這時想著醫護鐵人無論如何都要完賽的鐵律，索性就將最後的路途當作鐵人三項轉換區了，用牽車穿卡鞋的方式一路九分速跑回終點，不過代價就是賠上了一雙高達8000元的車鞋。我認真計算一下賽後幫前輩修車加上保養還有車鞋，這場比賽總共花了上萬元，所以在此奉勸大家，以後盡可能還是騎自己的車吧！別賠了夫人又折兵。

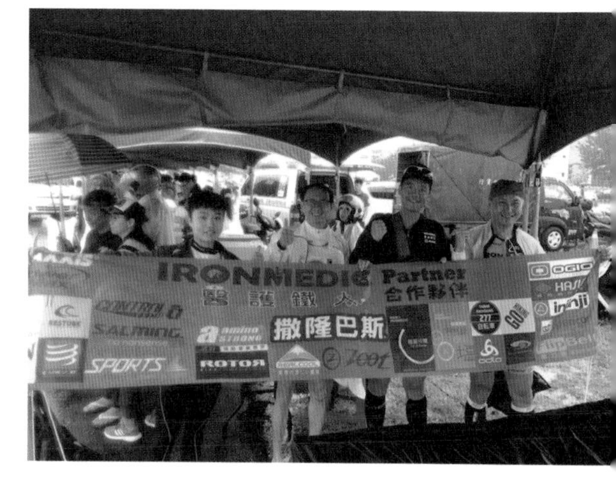

開賽前仍下著大雨的錠律輪躍台南
資料來源：醫護鐵人提供

2.4 特殊賽制、長泳賽、障礙賽、越野賽篇

2.4.1 泳渡澎湖灣——拿出你的定海神針

澎湖灣除了曾獲選「2018世界最美麗海灣」外，也有一知名品牌泳渡賽事「泳渡澎湖灣」，到2019年為止，已連續在當地舉辦19屆了。因為離岸遠、多處險域、漲潮加上不規則海流變化被譽為是亞洲難度第二的賽事，一方面是台灣最長距離（5公里），另一方面是世界第二長，僅次菲律賓Caramoan國家公園的海泳賽。其中5000公尺組從過往大菓葉下水游至觀音亭，2019年改為一樣是全長5公里，但搭船到大菓葉玄武岩前海域，直接從船上下水，讓選手有不一樣的體驗，而其他組別則是從觀音亭做為起終點。2019年泳渡澎湖灣，吸引了1622位參加三個組別長泳挑戰者。

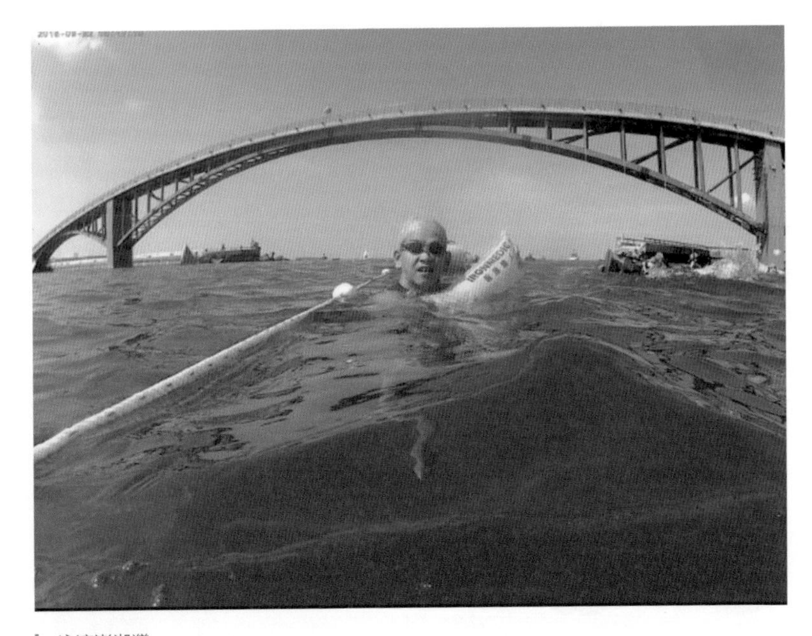

泳渡澎湖灣
圖片來源：醫護鐵人提供

賽事資訊

A. 地區：澎湖

B. 時間：每年6月

C. 賽事執行單位：台灣鐵人三項公司

D. 賽事網站：https://www.taiwantriathlon.com/

E. 歷年賽程：500公尺、2000公尺及5000公尺

F. 賽事贈品：完賽獎牌、紀念賽衣、完賽餐點

G. 運動筆記參賽者評分：

a. 近5年評分：

	2019	2018	2017	2016	2015
平均分數		4.4			
評分人數		4			

* 2019年評分無記錄

醫鐵參賽防護經驗分享

船上下水方式

有別於沙灘下水，直接從船上跳下水則需要更多的技巧，主要是因為下水時船會搖晃，要跨跳出去，才可避開船身。因大會規定參賽者必須攜帶浮標，因此攜帶浮標入水的方式又可以分為以下：

方式一：**高跳式入水**，浮標帶斜套入身上，雙臂抱浮標，雙腳併攏。

方式二：**直立跳入水跨步式入水**，浮標帶斜套入身上，雙臂抱浮標，雙腳併攏，跨步入水。

以上動作務必記得先戴上泳鏡並做好保護動作，以免一入水泳鏡便掉了。

暈浪（動暈症，Motion Sickness）

暈浪正式名稱為動暈症，跟暈車、暈船一樣，都是因為掌管平衡的內耳接收到的訊息跟視覺平衡機制之間產生混亂，出現噁心嘔吐的徵狀。可以參考以下防護方式：

- ✔常下水，即使要吃藥也要讓身體習慣海浪的搖晃。
- ✔下水前1小時服用暈船藥。
- ✔趴上浮標讓頭露出水面，固定看著遠方的一個標物，減緩暈浪的感受。
- ✔很想吐的時候，就吐出來吧。嘔吐過後通常暈浪的感覺會大大消失，但可能隔一會還是又會有暈浪的感覺。
- ✔若已經回到陸地或交通船上，可以睡一覺，睡覺也可以減緩動暈症的情況。

2.4.2 斯巴達障礙賽——波比跳不是唯一的過關選擇

近年台灣各項極限運動崛起，繼橫渡日月潭、單車環島、跑馬拉松、完成鐵人三項及登玉山後，完成全球障礙路跑指標品牌「Spartan Race」斯巴達障礙跑競賽遂成了極限愛好者與健身族群的新寵。斯巴達運動源於美國，由Joe De Sena所創辦，2016引進台灣，首場賽事在淡水八里舉辦，同年也在高雄旗津異地舉辦。斯巴達障礙跑競賽不只跑步一路向前衝，要通過攀繩、抱石、爬高牆、扛沙袋、跳進泥潭匍匐前進、吊單槓前進在內20多種關卡，最後抵達終點前，還要跳火圈，十足挑戰心理及生理極限……。越是困難越是吸引眾多挑戰者。

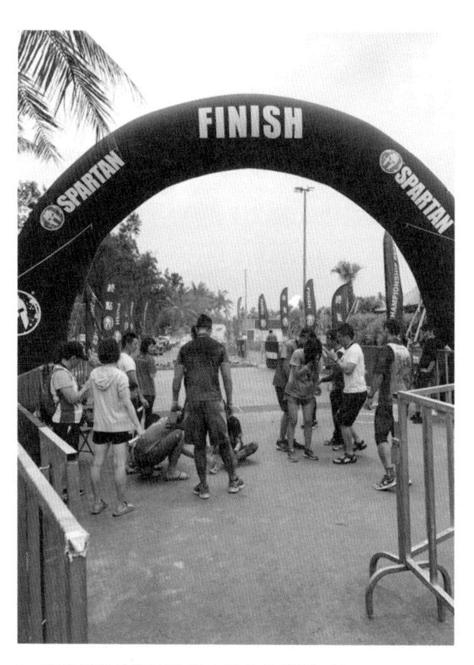

終點拱門前還要跳過火堆的高雄斯巴達
圖片來源：醫護鐵人提供

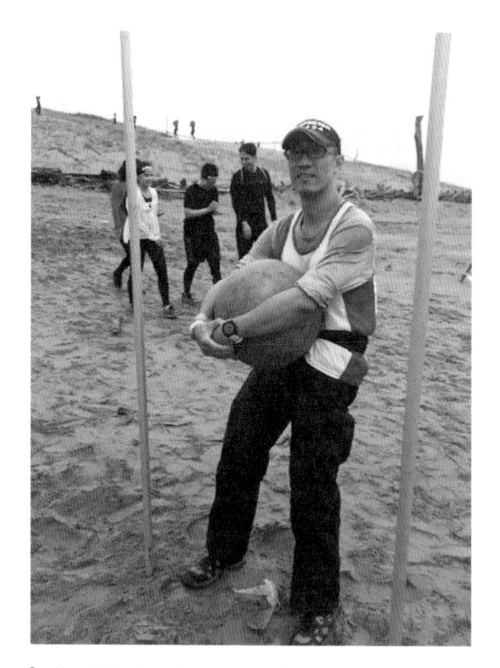

抱石前進只是其中的一個小關卡
圖片來源：醫護鐵人提供

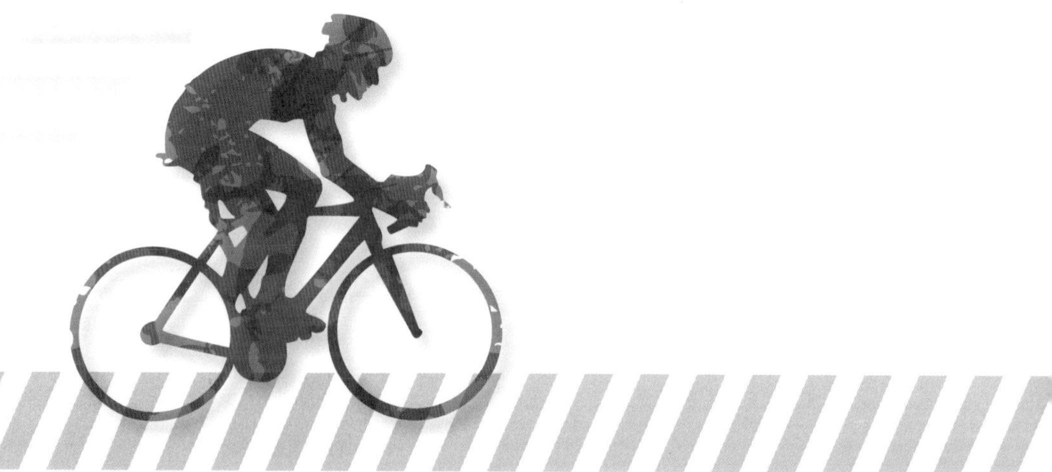

賽事資訊

A. 地區：台北市、新北市、桃園市及高雄市

B. 時間：每年5～11月

C. 賽事執行單位：寬寬整合行銷

D. 賽事網站：https://kwankwan.kktix.cc/

E. 歷年賽程：10K25項關卡、10K、半馬、5K20項關卡、12小時挑戰賽、24小時挑戰賽

F. 賽事贈品：完賽獎牌、紀念賽衣、完賽餐點

G. 運動筆記參賽者評分：

a. 近5年評分：

	2019	2018	2017	2016	2015
平均分數	5.0	3.8	3.8	3.8	
評分人數	7	6	7	65	

b. 2019年評分：

參賽費用	補給品	紀念品／衣服	賽道／風景	報名流程	成績／證書
5.0	5.0	5.0	5.0	5.0	5.0

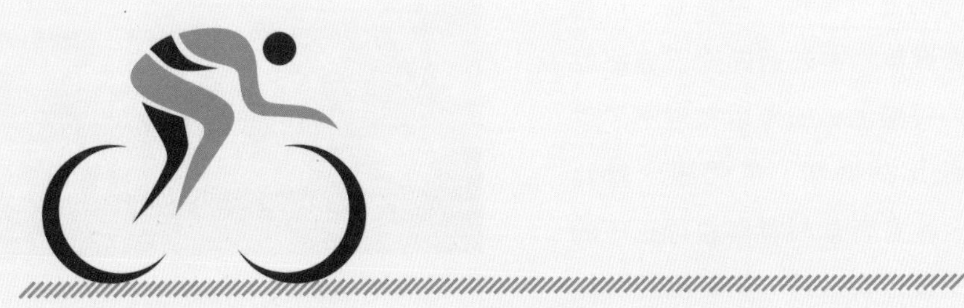

醫鐵參賽防護經驗分享

雖然一樣被歸類為極限運動賽事，但賽事的訓練方式卻要大幅調整，除了須具備相當的心肺能力面對5～21K的時限內距離考驗外，挑戰者過程中還要面對20～25項使用各類跑、跳、搬、擲、爬、攀等運動關卡，因此除了需在賽前進行耐力長跑訓練外，建議到健身房不斷練習及模擬各關卡所使用肌群的肌力訓練還有技巧，以避免運動傷害。

一關接著一關的各式不同障礙，挑戰的不只是生理還有心理上的障礙，即使是三鐵好手，仍有可能卡關。以舉爬杆為例，如果上半身肌耐力不夠或是不知道怎麼用腳來配合掛鉤使力，失敗就得做15下波比跳。嚴重一點的就是肌肉拉傷甚至中途不慎摔落，4尺～6尺高牆、跳箱、扛沙包或水袋上嶺、泥漿匍匐前進、單槓、攀斜牆、拉繩索、擲標槍，擋在邁向斯巴達終點拱門的賽道上。如果以為過不了就輕鬆波比跳過關，這個觀念就錯了，因為會有裁判看你執行正確的波比跳後才會放行，認真點說波比跳不見得比關卡輕鬆，所以要一路

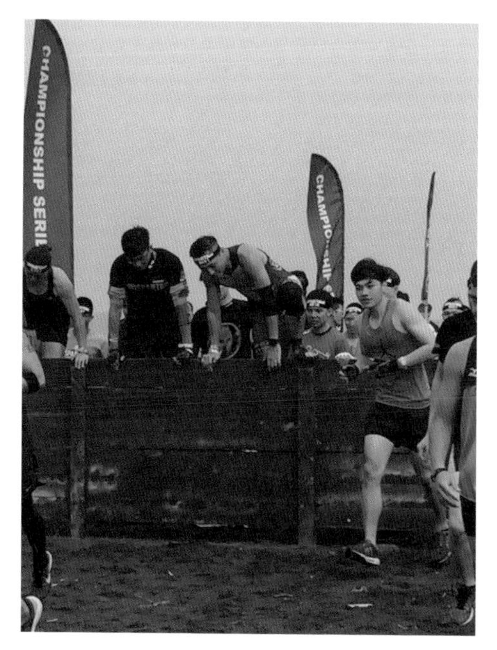

越過障礙叫做基本
圖片來源：醫護鐵人提供

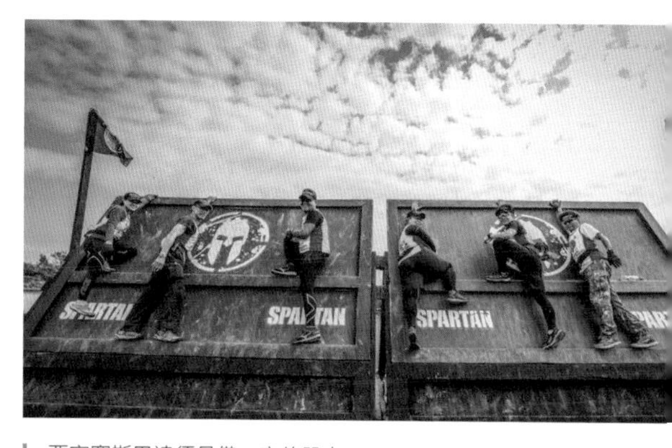

要完賽斯巴達須具備一定的肌力
圖片來源：醫護鐵人桃園夜跑團隊長韓德安提供

波比跳通關，除非是作弊否則是不大可能的。

參賽者在賽前如果有開放性傷口不建議堅持參賽，因為過程中拉傷及擦傷的機率很高，而且過關卡後的渾身泥巴也容易造成傷口感染。斯巴達所有關卡總和來説，幾乎都有機會用盡你全身上下的每一個肌群，如果想要有好成績且無傷完賽，最好事先閱覽官方提供的關卡資訊並充分練習。

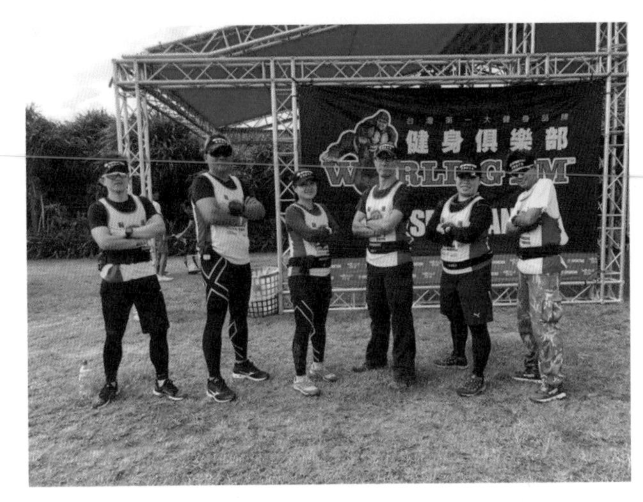

醫護鐵人出動多名醫護鐵人在斯巴達沿途進行動態支援
圖片來源：醫護鐵人提供

2.4.3 XTERRA越野跑——飛簷走壁苦工夫？

XTERRA是全球越野系列賽事的領導品牌，每年於夏威夷舉辦的世錦賽是越野三項的最高殿堂。而其每年在墾丁舉辦的越野賽事更是全台灣最大的戶外越野賽。2019年26Km長距離組路線涵蓋各類地形，起跑點位於墾丁大尖山西麓下方的六福山莊，途中經過河床、石牛溪、南灣平台展望、恆春八景之一的赤牛嶺、戰備道路通達一望無際的門馬羅草原、良巒溪河床、大山母山巔，總爬升度為1098公尺，讓參賽者在自然美景中進行各種虐心運動的享受。

賽事資訊

A. 地區：墾丁

B. 時間：每年3月

C. 賽事執行單位：XTERRA

D. 賽事網站：https://www.facebook.com/xterrataiwan/

E. 歷年賽程：28Km、26Km、10K 、5K

F. 賽事贈品：完賽獎牌、紀念賽衣、完賽餐點

G. 運動筆記參賽者評分：

a. 近5年評分：

	2019	2018	2017	2016	2015
平均分數	4.7	4.8			
評分人數	68	9			

b. 2019年評分：

參賽費用	補給品	紀念品／衣服	賽道／風景	報名流程	成績／證書
4.4	4.5	4.8	4.9	4.7	4.7

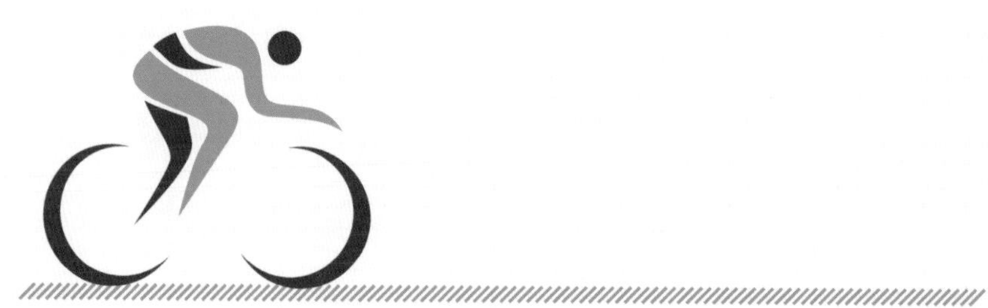

醫鐵參賽防護經驗分享

越野跑不同於馬拉松全程講究配速及著重在腳部或步頻，相對的，全身的動作與手腳之間的搭配並用，反而是許多越野好手的練習重點方向。地形距離及爬升高度或陡下坡都是有別於馬拉松的強度，往往1公里的山路所需耗費的時間可能會是3～5倍平路不等的時間，因此在賽前建議需要進行賽道的現場勘查，而賽道也很可能因為賽前一天的降雨讓挑戰度大為提升，因此心肺能力與惡地形的跑步技巧變得十分重要。

越野跑前的熱身，不只腿部，因為越野跑更注重全身的律動，因此在賽前或訓練前需針對身體各部位進行熱身運動，如果有階梯，亦可藉由緩跑階梯以手輕壓股四頭肌向上作動的方式進行暖身。

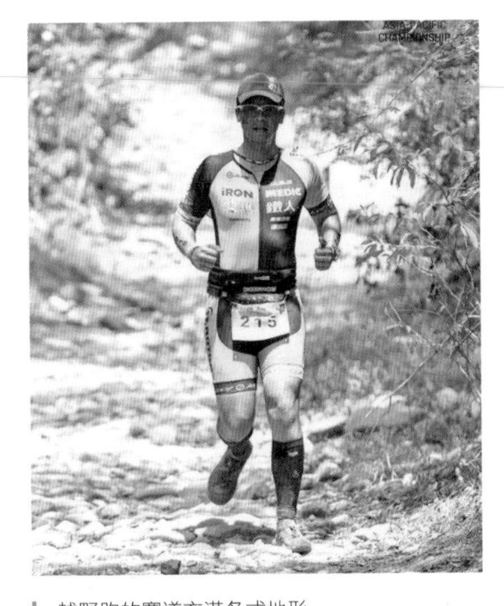

越野跑的賽道充滿各式地形

圖片來源：醫護鐵人台南夜跑團隊長呂楳晉提供

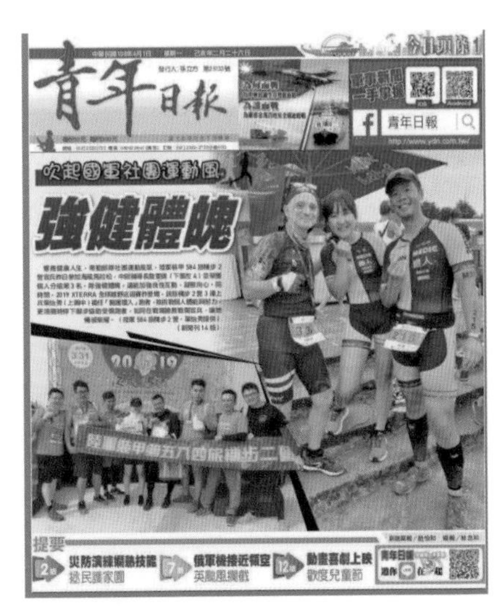

青年日報

青年日報

http://www.ydn.com.tw/

吹起國軍社團運動風

強健體魄

提要

2版 災防演練嫻熟技能 捍民護家園

7版 俄軍機接近領空 英艦風攔截

12版 動畫喜劇上映 歡度兒童節

具備EMT證照的國軍也加入醫護鐵人支援XTERRA行列

圖片來源：醫護鐵人葉怡秀提供

NOTE

03 CHAPTER

醫護鐵人運動學堂

3.1 賽事前中後怎麼補給？

在運動圈往往有個特別的現象，願意花心力及大筆的錢購買裝備甚至訓練，但對於自己的賽事前中後的補給卻不甚關心，這好比有錢買台法拉利，但卻對加什麼汽油或機油毫不關心的一樣可怕。畢竟驅動身體的主要是來自飲食的能量，因此專業選手會非常在意自己的飲食控制與補給。許多人若運動成績不好，最先檢討的通常是自身訓練不足，真正的原因可能出在賽前跟賽中飲食攝取不當。

以下為諾壯BCAA創辦人暨高考營養師陳宣佑提供五項賽前跟賽中常犯的飲食錯誤：

✕單一碳水化合物的補給

碳水化合物是支持身體在賽事高強度中所需的重要能量來源之一，但往往有人只選擇在賽前數天以米飯或白麵包果腹，這些的確是碳水化合物最好的來源，但這些都屬於單一碳水化合物，維生素及礦物質的量較為不足，因此會建議使用水果和蔬菜等內含人體所需的多種維生素、礦物質和纖維之複合碳水化合物伴隨主食作為來源，提供身體較為長期及穩定的能量。

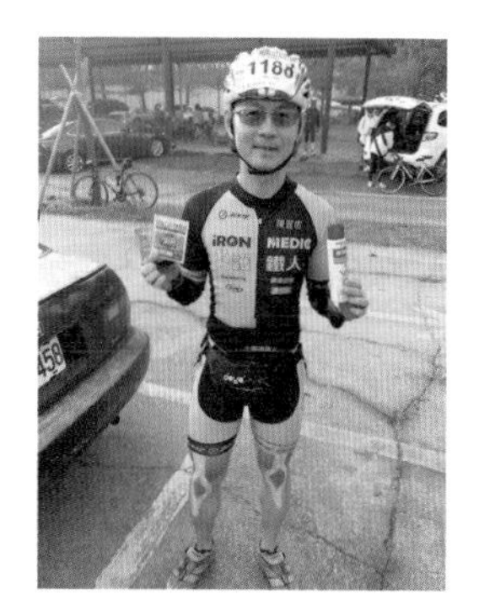

醫護鐵人暨營養師陳宣佑
圖片來源：醫護鐵人提供

✕早餐沒吃好

空腹運動萬萬不得，除了容易遭遇撞牆期，更可能引起血糖過低而發生頭暈、頭痛、心悸、冒冷汗、顫抖甚至昏迷等狀況。吃早餐的時間建議為開賽前2個小時，補充的食物以碳水化合物為主，要避免食用不易消化、纖維過多或是含高果糖糖漿的食物，以降低腸胃的刺激。同時，也不要食用高脂或高蛋白的食物造成胃排空過慢，如無法在2小時前用餐也盡量請1小時前一定要吃早餐。如果要開賽前1小時內吃早餐，則會建議以流質不含高果糖糖漿的飲料為主，果汁是一個不錯的選擇。

過去認為賽前需選擇低GI（Glycemic Index，低升醣指數）的食物（如地瓜、全穀無糖麥片等），讓血糖呈現穩定狀態，這對長距離的賽事的確是可以考慮。但是，如果你要比的是半程馬拉松或是更短的賽事，這時候強調運動表現的話就不用在意一定要為低GI的食物，也可考慮高GI的食物使血糖變高增加運動表現，現在認為血糖會在用餐完30分鐘之後上升到巔峰然後開始下降，所以低血糖症狀會出現在30分鐘左右的這個時間，在血糖下降的時候可考慮繼續補充能量包等含糖物質提升血糖，就不會產生所謂因為胰島素分泌造成的低血糖症狀而影響運動表現。

✕賽前選手晚宴飲食錯誤

不少人喜歡在選手晚宴暢飲酒類或咖啡，這樣容易造成脫水，若是比賽當日的天氣炎熱，則可能造成熱衰竭或熱中暑。醫護鐵人常在賽道上援助此類參賽者，也要在此呼籲大家嚴重的熱衰竭及熱中暑，可能會癲癇發作甚至留下永久的腦傷。

✕過度肝醣超補

許多人為了追求成績，常會在賽前使用肝醣超補法來幫身體儲備能量，嚴格的肝醣超補容易造成情緒不穩，且容易在低糖攝取的前3天有低血糖的症狀，也容易因為前7天耗竭運動而過度訓練受傷。因此現今嚴格的肝醣超補法已經不被建議，若真想執行可考慮調整後的肝醣超補：在比賽前一週的運動量緩慢下降，第一天進行中高強度運動約90分鐘，第二天到第三天執行40分鐘中高強度運動並搭配混合飲食（跟平時飲食差不多的食物，每天約每公斤5克的醣類。第4～5天繼續減少中高強度運動20分鐘即可，開始連續2天的高醣飲食，約10g／kg，最後一天，也就是比賽前一天，採取高醣飲食及完全休息。此調整性的肝醣超補現在認為較可行且沒有前文提到的副作用。

✕賽中食用大量不易消化的食物

賽中有烤雞、烤乳豬、香腸？我好想吃啊！蛋白質的補充在長距離賽事是比較需要的，所以這些東西通常會出現在超馬賽裡，雖說需要但也要衡量自己腸胃有沒有辦法負荷喔！其實不管長短距離賽事，賽中最需要的東西為醣類的補充，建議比賽中採取快速跟高能量密度的補給（超過90分鐘的賽事每30分鐘補充一次）與適時補充水分還有電解質即可，如果膠（Gel）或鹽礦物錠，在瞬間高強度的運動時也可以補充核糖。在選擇補給品時如果在長距離賽事可考慮補充支鏈胺基酸（BCAA），可以減少長距離賽事造成的肌肉崩解，有助於延緩疲勞，提升肌肉蛋白質合成及協助修復肌肉組織。

✔賽中營養補充

至於賽中營養如何補充？胡志明醫藥大學震興醫院副院長暨鐵人醫護有限公司執行長劉奕，根據實務提供以下表格，依照不同的運動時間有不同的建議：

比賽項目	專業人員 預計完賽時間	一般民眾 預計完賽時間	建議的碳水化合物攝取量
半程馬拉松 半鐵	1小時	1.5～2小時以上	如果小於90分鐘的，不用特別在賽中補充，不過也可以使用糖水漱口方式。如果超過90分鐘的賽事，建議每小時補充30～60克碳水化合物
全程馬拉松	2～3小時	3～5小時以上	<150分鐘的賽事，每小時補充60克碳水化合物
標鐵	2～3小時	3～4小時以上	>150分鐘的賽事，每小時補充90克碳水化合物
半超鐵（113）	4～5小時	6～8小時以上	
ITU-長距離	6～7小時	7～12小時以上	每小時補充90克碳水化合物
超鐵（226）	9～10小時	12～16小時以上	

上表可知，市售能量包常註明：半小時補充一包，這樣的概念在長距離賽事沒錯！由上表可見半小時要補充約30克的碳水化合物，約是一包能量果膠的量，麥芽糊精更是建議的碳水化合物能量來源。長距離的賽事沒有良好的碳水化合物補充，會造成運動表現明顯下滑，甚至無法完賽。

至於賽後，劉醫師則建議450～675ml的流質營養補充。若大於1小時的運動，要補充含4～8%糖的運動飲料，並且賽後記得立即攝取醣類，完賽後2小時內攝取可以幫助肝醣合成，額外攝取「蛋白質」可提高恢復期肝醣儲存，因此支鏈胺基酸（BCAA）可以在賽後繼續補充。

3.2 夏季與冬季常見的耐力型運動傷害與預防

夏季常見的耐力型運動傷害與預防

在夏季進行耐力型運動，最重要的就是維持身體水分及電解質平衡，因為，往往在感覺口渴時汗水便已迅速蒸發進而容易導致脫水，產生暈眩、痙攣、疲憊甚至中暑或是熱衰竭等狀況，因此千萬別等渴了再喝。根據IAAF在2014～2015年國際田徑規則中規定，應於賽事的起點及終點都備有水及其他適當茶點，並應在約5公里的適當間隔，設置飲用水／海綿塊補給站，所以只要每5公里以內設立一個補給站都是符合國際規定；但台灣賽事常有水站距離遙遠或不固定距離的問題，所以最好不要等到渴了才喝，否則可能會有渴了找不到補給站的窘境。以下根據醫護鐵人團隊專業經驗為大家介紹常見的耐力型運動傷害有哪些與預防方式：

脫水（Dehydration）

研究報告顯示，當人在運動前後體重因為脫水減少2%以上，意味著耐力運動上的表現可能下降。脫水初期的症狀包括感到口乾、口渴、排尿量減少、噁心、頭痛、疲倦、尿液呈深黃色等。中度脫水則會有極度口渴、暈眩等症狀。而重度脫水將導致抽筋、發冷和意識不清。

預防脫水最佳的辦法就是維持身體中的水分及電解質充足，不過，每個人所需的量不同，重點是在開賽前，先確保自己水分充足。跑步前2小時先喝400～550c.c.的水，補水不要太多，避免飲水過多將肚子撐脹，影響跑步時的表現，跑前15分鐘再酌量飲用200～300c.c。台灣的夏天高溫高濕，空氣中水分的含量高，當運動時核心體溫升高、開始流汗時，高濕度會阻止汗水蒸發及熱的散失以至於大幅增加脫水的機率。相對的，低溼度提供了汗蒸發及熱流失的理想環境。

根據國際馬拉松醫學指導協會（IMMDA）資訊，馬拉松跑者在賽事期間，每小時應喝下400～800毫升（ml）液體。也就是每15～20分鐘就補充約200CC，因為一般人胃的水分吸收量每小時約為600CC，喝太多也無法吸收。越是在高強度及高溫環境的跑者，則應補充更多液體；在越涼爽環境且強度低者則反之。但是喝太多水，沒有補充電解質，可能破壞體內的血鈉平衡，造成低血鈉症。因此可以飲用含鈉和鉀運動飲料或礦泉水加鹽礦物錠。汗水的排鈉量會隨著訓練而減少，也說明了訓練有素的運動員鈉離子流失較少，因此較不會發生抽筋的現象。

建議平日訓練時，隨時觀察自己的身體狀況，了解水分需求量，遇到比賽便能適當地補充，爭取好成績。

熱暈厥（heat syncope）

成因：在高溫下活動15分鐘至數小時後表面皮膚血管擴張，使供應大腦及身體各部分的血液減少。

症狀：突發性暈眩、皮膚濕冷、脈搏減弱或昏倒。

處理方式：在短暫休息與補充水分後恢復機率高。

熱痙攣（Heat cramp）

成因：在大量出汗時，鈉離子流失與流汗過多伴隨脫水，若僅補充水分而未適當補充鹽分，容易引致熱痙攣。

症狀：常見於運動完一至數小時後，於小腿、大腿、腹部等部位劇烈且大範圍的肌肉收縮疼痛。

處理方式：移到陰涼處，口服補充含鹽溶液或鹽礦物錠。

熱衰竭（Heat exhaustion）

常與熱昏厥、熱痙攣同時發生。體溫可能正常或略微上升。容易與中暑搞混，但熱衰竭不會造成意識喪失或其他神經學症狀。

成因：同樣因在熱環境下活動，體內循環受高溫環境影響引發心血管系統失能，無法滿足身體的需求造成嚴重脫水，使血液量下降鈉離子流失。

症狀：從輕微的口渴、倦怠、噁心、嘔吐、頭暈到極端疲勞、暈厥及脈搏快而弱！

處理方式：將患者盡快移至陰涼處休息，抬高腳部幫助血液回流至心臟。若患者意識清楚，可小口、多次的補充鹽水、喝一點含電解質的運動飲料或靜脈注射含鹽溶液，在補充時避免一次太大口喝水，避免引起其他消化或心血管疾病症狀產生。而熱暈厥與熱衰竭通常是伴隨發生。患者暈厥當下如果沒有即時處理而選擇硬撐的話，接下來可能因為體內水分和電解質的嚴重失衡，導致併發熱衰竭。而與熱暈厥不同的是，熱衰竭通常還會伴隨腹瀉、嘔吐或是熱痙攣。

中暑（Heat stroke）

一般可分成兩種類型，但無論哪一種類型，體溫過高、乾燥紅熱的皮膚且快而強的脈搏，都是與熱衰竭明顯區分的關鍵：

A. 典型中暑

症狀：（無汗、體溫過高、合併脫水）

成因：大量流汗造成脫水，且身體無法再透過排汗調節體溫，導致體溫上升。

B. 運動型中暑

症狀：有汗、體溫過高，無合併脫水

成因：在高溫溼熱的環境中持續運動，造成身體所產生的熱無法透過流汗蒸發、輻射、對流等方式有效排出，導致體溫升高。

處理方式：將盡可能脫下身上衣物，並將身體浸泡在冷水或是冰水中，以濕冷的毛巾擦拭全身並用冰袋在腋下、頸部、鼠蹊部等大動脈處降溫。

運動小教室

✔ 運動時穿著良好加壓設計壓縮服飾，能全面包覆肌肉關節，輔助減少運動耗能，搭配良好的體溫調節設計，能協助運動中的溫溼度調節，降低運動傷害發生機率。

✔ 可適時使用專業肌能貼布來輔助穩定關節與放鬆肌肉。

冬季常見的耐力型運動傷害與預防

相較於燥熱的夏季，冬季涼爽的氣溫更適合耐力型運動，因此馬拉松賽事也通常冬天前後舉辦，但是冬天的氣溫較低，也容易導致肌肉柔軟度和關節活動力變差，特別是未經熱身便進行高強度運動更容易造成傷害。要留意的是，除了氣溫，空氣的流動也會讓身體散失熱能，常常聽到的體表溫度便是由風速、氣溫和濕度組成，冬天當風大的時候體表溫度就會相對比較低，此時真的要注意保暖才不會失溫。

抽筋

抽筋，通常是過度運動、神經興奮性變高、電解質失衡，導致肌肉強烈而持續的收縮無法自動緩解所造成。冬天建議中午時運動，腿部抽筋是冬天運動很常見的運用傷害。冬天早晚溫度低，以醫療的角度來説，血管收縮，血壓較高，血液循環不佳，身體需要更多的時間進行熱身，而中午通常氣溫較高，加上一上午的活動，肌肉溫度一高，便會減低抽筋或痙攣的機率。再來是天冷運動務必要穿著保暖的衣褲，或是在跑步前適當揉搓拍打腿部肌群。運動完之後也要加倍收操緩和運動。

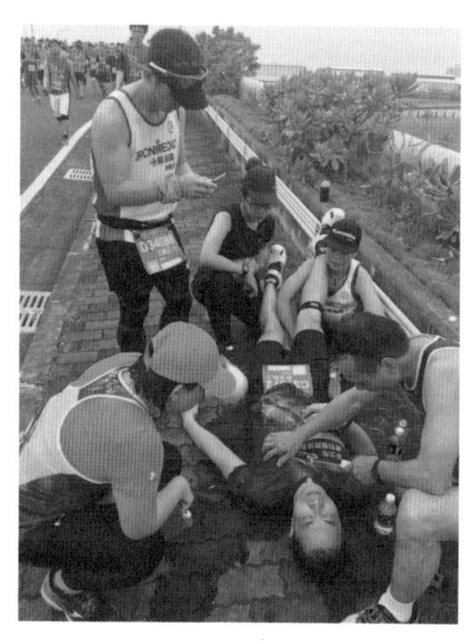

醫護鐵人協助患者排除抽筋並即時通報大會

心血管問題

冬天太冷，遇到冷空氣時，周邊血管快速收縮，很容易使血壓升高及造成血管阻力，心臟冠狀動脈也會收縮，特別是心臟血管已有動脈硬化狹窄處，特別容易受寒冷而縮緊，引起血流不順，加劇心肌缺氧或心絞痛等症狀。根據統計顯示，起床前2小時及起床後6小時內都是心臟病或是中風、猝死等血管性疾病的好發時間。冬天運動適度補充補充水分可避免血液濃度過高，降低中風或心臟病發風險。如果運動時出現胸悶或痛、呼吸不順、左前胸或上腹部有壓迫感或感覺消化不良、冒冷汗、心悸、手麻、背痛、合併疲憊感、暈眩、噁心想吐等心臟病徵兆，建議立即停止運動並就醫。

肌肉拉傷

當身體感受較低溫度時，體內血液循環速度也隨之減慢，為了保留熱能，此時會收縮肌肉與血管，但也會造成肌肉血流不佳，讓肌肉、韌帶的伸展度將會大大降低。這時如果運動強度太強、過度使用肌肉，容易造成肌膜破裂或肌肉纖維斷裂、大腿或小腿拉傷、腳踝也較容易扭傷。

運動前做好熱身適度伸展身體各部位，例如：活絡關節、伸展大腿、小腿、手臂等肌肉跟韌帶。動態熱身是更好的暖身方式，如小跑步、開合跳等。等身體適應了再加高強度。運動後完整收操，可以降低受傷風險。

肌肉痠痛

天氣冷就容易偷懶不想動，所以只要一有機會到了健身房或是團練，就可能拼命動一動，但未循序漸進累積，瞬間爆量的運動習慣，就容易造成運動傷害，例如常見的肌肉痠痛等問題。假使運動後隔天痠痛更嚴重，往往是運動過度，所以拿捏運動量、運動強度特別重要。在濕冷氣溫下運動，肌肉使用醣類的代謝比例會提高，乳酸堆積情況較明顯，因此肌肉易產生疲勞。

無論是什麼季節或是有無固定運動習慣，一般建議運動量最好控制在30～40分鐘左右，維持每週3～4次的運動量的理想狀態。在冬天較冷的時候，過多的運動量除了會造成肌肉痠痛之外，甚至還有可能引發心血管相關問題。

關節傷害

因天氣濕冷引發疼痛時有所聞，最常聽到的是：退化性脊椎關節炎、風濕性關節炎、肌肉筋膜痛、纖維肌痛症及肌腱炎等。身體的關節是由一層關節囊所包裹，而關節囊是結締組織纖維所組成，溫度越低關節延展性就會越差，假使沒有暖身便進行運動，很容易導致關節拉傷。

建議運動前完成暖身，若覺得原地暖身太冷，可以採取比平常走路速度再快一點的健走作為暖身，提升肌肉溫度使全身血液循環通暢，恢復及穩定自律神經、幫助活絡關節，讓身體有效伸展，達到預防運動傷害的目的。

3.3 游泳常見的運動傷害與預防

游泳主要使用到擴背肌、菱形肌、斜方肌、三角肌等肌群，同時也是種全身性的運動外，更有物理治療及放鬆紓壓的效果，但與多數運動一樣，過度頻繁的使用肌肉，除了可能造成短暫的肌肉發炎，更可能阻礙肌肉群的血液循環，以致出血、慢性發炎、撕裂等仍會造成運動傷害，以下便幫大家整理出游泳常見的運動傷害。

肩峰症候群（俗稱「游泳肩」）

根據運動醫學診所發表的研究報告指出，大約有90%的游泳者最常見的傷害就是肩痛。游泳肩，指肩膀的棘上肌、二頭肌長頭肌腱、肩峰下滑液囊等軟組織發炎。受傷初期，患部會出現紅腫熱痛，後續若仍是過度游泳或沒有改善泳姿，甚至持續呈現慢性疼痛且沒有治療，受傷的肌腱會逐漸纖維化，即便沒有伸展或手舉高都會感到疼痛，最嚴重可能會造成肌腱鈣化，需要進行手術治療。游泳肩症狀為將手舉高或展開角度介於70度到120度時，便會感到疼痛。

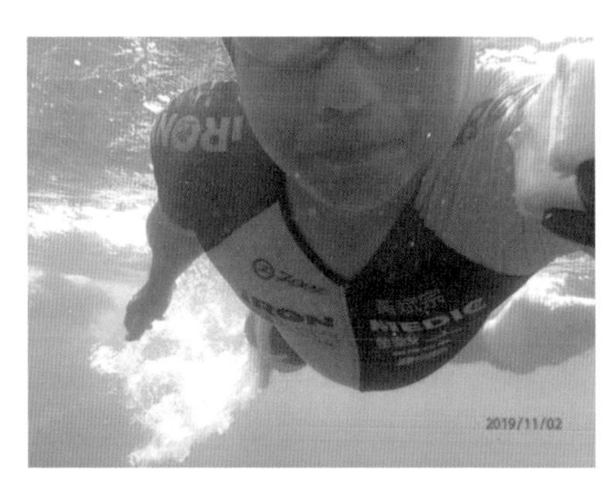

自由式用力不當常發生游泳肩
圖片來源：醫護鐵人黃斌宗提供

運動醫學診所（Clinics in Sports Medicine）於2011年發表研究顯示，因游泳就診的患者，超過九成與肩膀有關。

許多人認為「游泳肩」是新手的專利，事實相反，「游泳肩」的好發者，反而是長期有游泳習慣的人與游泳選手。游泳肩主要由「肩關節內撞擊症候群」引起，通常發生在肩膀水平以上頻繁用力或重複伸展的運動。自由式、蛙式、仰式、蝶式等，是多數人熟知的泳姿，其中游泳者最常使用自由式或蛙式，但無論自由式或蛙式，都會用到腿部及肩膀力量。游泳後肌肉疲勞，通常休息數日後自然會消失，若上舉無力、手展開或舉高時，角度介於70度到120度時即感到疼痛、肩關節活動範圍減少、感覺像被扯住袖子，就要懷疑是否患「游泳肩」。

造成游泳肩的因素可分為外在或內在兩大因素：

外在因素：泳姿錯誤、突然增加的訓練量、輔助的訓練計劃不足。

內在因素：過度的關節鬆弛、核心強度不足、肩膀內旋不足、肩部旋轉肌群不平衡、胸椎駝背、胸大肌的柔軟性差及肩胛骨運動不良等。

蛙腳膝

蛙式通常是入門的泳姿，但不正確或是過度使用蛙式，大腿內側的副韌帶會受傷。疼痛通常起因於蛙式踢腿時，外翻動作對膝蓋所造成的負擔，導致膝蓋內側受到牽引與側邊受到壓迫。蛙腳膝的症狀是受傷後腳沒辦法伸直，沒走路時下肢也容易感到腫脹。

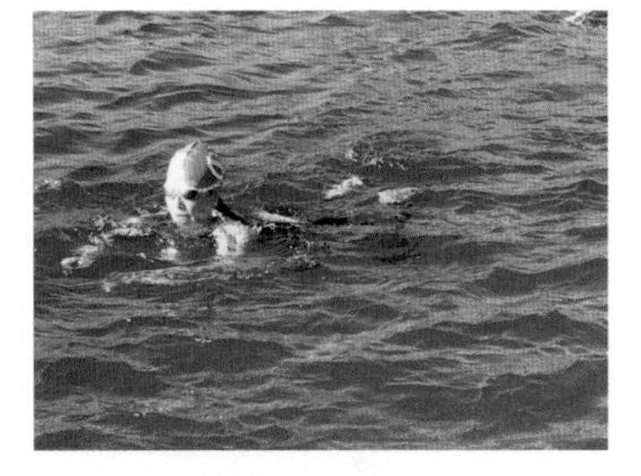
同時用到肩部與腿部的蛙式
圖片來源：醫護鐵人護法使吳秋萍提供

蛙腳膝外在與內在的病因：

外在因素：訓練年限、年紀、競賽強度、蛙式踢腿技術錯誤，例如：髖關節外展角度太大或太小、踝關節蹠屈（足尖伸直下壓狀態）、踝關節外轉角度錯誤等容易導致膝蓋內側受到牽引與側邊受到壓迫。

內在病因：部分患者則是先天膝關節發育問題、髕骨與膝關節的穩定度不佳、髂脛束症候群、膝蓋內半月板病變等。

避免「蛙腳膝」，可試著調整游泳節奏以及加強下肢與核心肌肉的訓練，並且避免錯誤的蛙式踢腿，在快速踢腿夾腿後，輕鬆而緩慢的縮回雙腿，避免在屈膝時膝蓋互撞。另外加強髖關節與大腿後側肌群的伸展，矯正泳姿才能避免運動傷害再次發生。而蛙式游泳運動員或老手的也應留意背部、膝蓋和髖關節及椎間盤突出的問題。

造成傷害的原因

加州大學洛杉磯分校健康科學助理臨床教授及運動隊醫師丹尼爾・維吉爾（Daniel Vigil）博士表示，許多受傷的游泳者通常有以下狀況：

✖ 運動過量：每次游泳的距離超越身體的負荷量。

✖ 運動頻率過於頻繁：過度的練習卻少了鍛鍊恢復休息的時間。

✖ 運動強度太高：運動強度太高或訓練菜單過於集中。

游泳運動傷害的預防方法

✔ 請專業人員指導正確游泳姿勢。

✔ 下水前先做10～15分鐘的暖身操，或是水中緩走或緩游的方式，讓身體先熱起來。

✔ 避免平時不訓練卻在短時間內進行劇烈運動。

✔ 運動結束後進行伸展收操，都能降低運動傷害。

✔ 一般建議游泳時間每次1小時左右，長期游泳者，建議不要連續超過2小時，過度容易造成運動傷害。

✔ 適度休息使肌肉恢復疲勞，若疼痛持續一週應及時就診。

✔ 加入平地的交叉訓練，如交替的啞鈴推舉（加強肩關節的穩定性）、引體向上（透過肩膀、腰和背部的作動，建立上臂力量）和側弓箭步（打開臀部髖關節）。

3.4 跑步常見的運動傷害與預防

跑步是許多人接觸的入門有氧運動，原因不外乎進入門檻較低、上手速度較快、運動人口也較多。為了挑戰自我，甚至會參加路跑或馬拉松。但在許多人的傳統觀念裡，跑步是不需要任何器材甚至訓練的，實際上跑步是身體不斷向地面衝擊的運動，時間越長、騰空越高、速度越快，對身體造成的撞擊力道就越大，因此在土法煉鋼或運動防護不足的情況下，便產生許多運動傷害。

許多人以為跑步就僅是下肢運動，但其實跑步是運用全身肌群的作動，從如鐘擺的前後擺動的手臂來驅動髂腰肌（兩側腰際到下腹的肌肉）到牽引臀部、與大腿後側肌群，進而被動式地提腳及擺動雙腿。所以才會有許多教練建議跑者應從調整跑姿及訓練核心著手。以下就是跑步常見的傷害及預防改善的方法。

足底痛

不是只要足底痛就是足低筋膜炎，要看症狀產生的部位。前足蹠痛症、足底筋膜炎與阿基里斯肌腱炎引發足跟痛都是跑者常見的症狀。

前足蹠痛症（metatarsalgia）

對於跑者蹠痛發生機率較高的原因通常在於鞋子過緊，楦頭空間不足或是跑步時脛骨及足掌內旋，第一和第二蹠骨頭蹠間蹠痛的機會會大增。此外，喜歡穿著夾腳拖鞋的跑者，「第1-第2」蹠間蹠痛的機率也較高。

除了使用藥物治療外，降低跑量、減輕體重、避免久站，減少前足受壓的動作、穿著適當的鞋子或使用鞋墊都是不錯的方式。急性發作當晚冰敷消腫及休息，慢性期可以熱敷及復健。

阿基里斯腱炎（Achilles tendonitis）

阿基里斯肌腱炎是造成小腿後側近足跟處疼痛的主要原因，又稱肌腱炎，常見的臨床症狀為運動完的當晚或是隔天早上起床後，足跟及阿基里斯腱處會感到疼痛，且活動時會加劇疼痛。通常發生於習慣腳尖先觸地的跑者，或是突然增加運動量與頻率等原因所造成的。因腳後與跟腱會處在長時間拉緊的狀態阿基里斯腱炎的疼痛，和足底筋膜炎一樣屬於急性期，建議多休息，減少上下樓梯、跳躍、跑步等會造成阿基里斯腱負擔的動作，並透過按摩進行舒緩。過了急性期，疼痛減輕後可進行肌肉的伸展復健。

足底筋膜炎

這是最常聽見跑者討論的運動傷害，以下這些症狀符合越多，你越有可能是足底筋膜炎！

① 小腿肚捏起來很僵硬。

② 早上踩第一步特別痛、走路走久後足底開始疼痛及久坐後踩地疼痛。以上痛點在足跟內側或腳的中間。

③ 跑步或走路時，喜歡用足跟蹬地者。

④ 足弓問題：高足弓或是扁平足。

如有以上症狀，建議找專業醫療人員協助。

足底筋膜炎最常見的疼痛點，是在足底筋膜接在跟骨的位置，也就是內側足弓的位置。再來就是前側的足底。預防足底筋膜炎最好的辦法除了經常伸展與保養之外，如果低或高足弓的情況，挑選適合的鞋墊改善足弓的問題也是可行的方法。

跑者膝（Runner's knee）

通常跑者膝，大多數是指「髕骨股骨疼痛症候群patellofemoral pain syndrome」及「髂脛束症候群iliotibial band syndrome」兩種，意指跑者反覆彎曲膝蓋後造成膝蓋附近的疼痛。

髕骨股骨疼痛症候群（Patellofemoral Pain Syndrome）

如果你覺得自己痛的地方主要是膝蓋前側，很可能就是髕骨股骨疼痛症候群的一員。跑者膝是常見的跑步傷害，可能發生於單側，也可能雙側都會痛常因膝蓋骨偏移、臀部與大腿前側肌肉力量不足、跑步姿勢不正確造成膝蓋髕骨磨損。跑者膝在進行深蹲或上下樓梯等動作時，常因體重壓迫，讓膝蓋疼痛的程度更加明顯，越常需要彎曲膝蓋的活動，就越容易感到膝蓋疼痛。

髂脛束症候群（iliotibial band syndrome）

如果你痛的地方是膝蓋外側邊，那就比較可能是「髂脛束症候群」。髂脛束位在膝蓋外側，可能和髖部外展肌力不足、長跑時膝部反覆曲伸、跑步量突然增加有關，需要充分伸展放鬆大腿外側，加強訓練髖部肌力。

以上兩種症狀除了用藥外，預防保健的建議為重新調整跑步姿勢、循序漸進的運動訓練計劃、改變訓練的場地、加強股四頭肌的肌肉力量訓練並鍛鍊下背部及腹部等核心肌群，幫助吸收運動活動帶來的衝擊力道、適度減重減少膝蓋負擔、運動時穿著適當的鞋子，膝蓋不適時先讓膝蓋休息，改選游泳、騎自行車等運動降低對膝蓋的壓力。

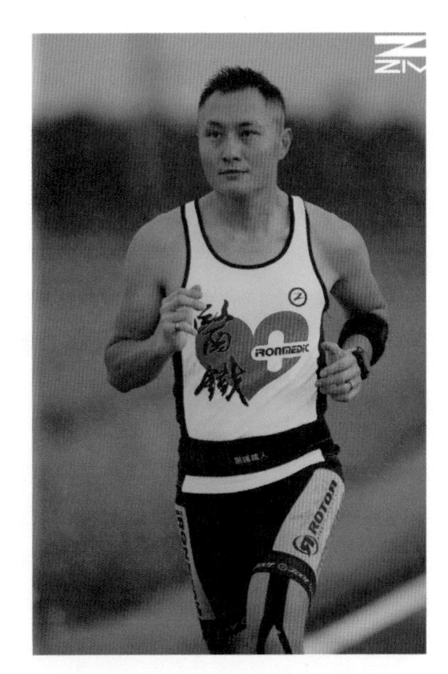

正確的跑姿是避免膝蓋受傷重要因素之一
圖片來源：ZIV運動眼鏡

水泡（Blister）

水泡的發生原因為皮膚受到傷害，為保護下層皮膚不至於持續受到傷害，讓皮膚順利再生而保護性的反應。跑者常因襪子磨腳、鞋子尺寸不合、運動量太大等冒出水泡。水泡通常會在1～2個禮拜內自行痊癒，但想要自行刺破的話，記得使用酒精消毒過的針，且刺破後要清潔傷口避免感染。預防水泡，減少摩擦保持乾爽降溫是最大關鍵。挑選一雙適合自己的鞋子與襪子，以及循序漸進的訓練是預防水泡的最佳方法。

肌肉拉傷（Muscle strain）

肌肉拉傷為肌纖維斷裂而產生的運動傷害。許多人運動後會覺得身體痠痛，但往往搞不清楚是肌肉拉傷還是單純的痠痛。首先跑步大多數的傷害都是勞損類，因著地產生反作用力是走路的3～5倍，往往導致下肢肌肉變得緊繃，如果在運動當下感到痠痛，可能是因為代謝性廢物的堆積所造成，在休息、補充蛋白質、喝水等營養後，通常會自然緩解。

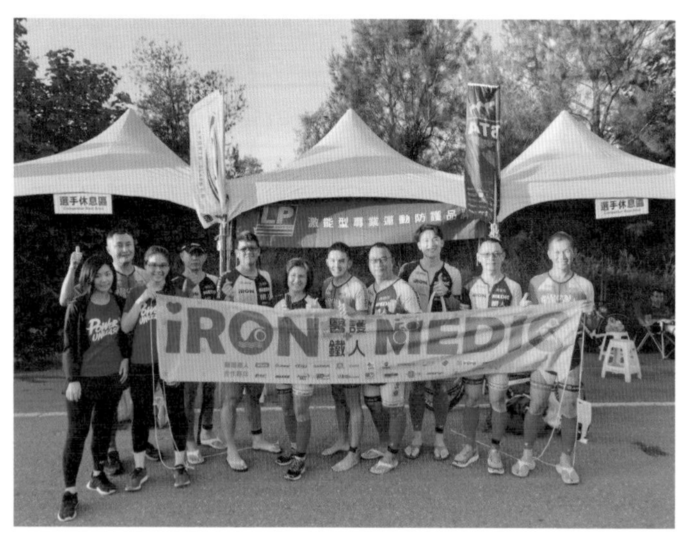

習慣穿著壓縮腿套參賽的醫護鐵人們
圖片來源：醫護鐵人提供

但休息超過一星期還仍舊持續疼痛，很可能就是拉傷，可能會干擾到跑步時大小腿的活動功能和力學，也會影響下背部、骨盆和臀部的姿勢，增加受傷的機率及降低跑步的效率。活動時肌肉拉傷的部位會有疼痛感，也會有如瘀青一般的腫脹或壓痛感。肌肉拉傷常見的主因是暖身不足，便進行激烈的運動導致肌肉過度延展，而形成撕裂的情況。因此運動前暖身運動跟運動後的伸展，可以讓跑者們運動得更安全及更健康。

肌肉拉傷時，傷者可能會感到肌肉有「啪」的斷裂感，隨後可能出現瘀青、腫脹等情形。如果是輕微拉傷，建議可以做一點小拉筋，但假設拉筋幅度不大便感到疼痛時就應該停止不要繼續，以避免二度傷害，如果情況嚴重的拉傷應該盡快就醫。

如果疼痛持續數天，建議用熱敷讓血管擴張促進循環，恢復速度快一些。

運動小教室

可適時使用專業肌能貼布來輔助穩定關節與放鬆肌肉。

比賽或進行高強度練習時，可使用具有加壓效果的小腿套，能輔助延緩肌肉疲勞，降低抽筋發生機會。

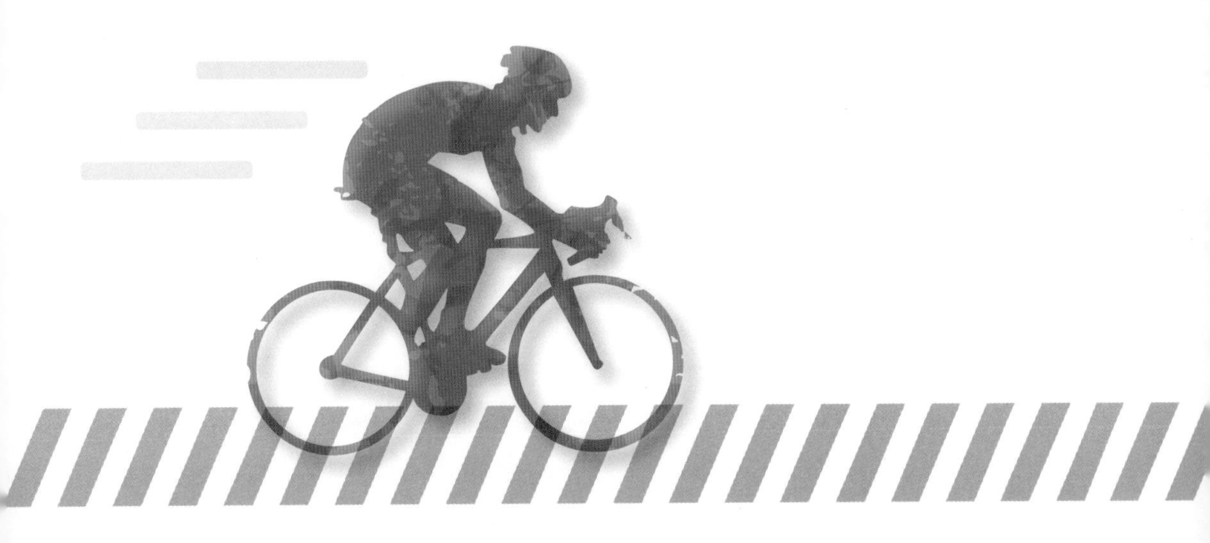

3.5 自行車常見的運動傷害與預防

只要是運動就會機會產生運動傷害，差異在傷害影響的程度多寡。自行車主要運用肌群以臀大肌、股四頭、腿後肌群為主，以髖關節為驅動，運動的方向主要為下肢推踩拉，而公路車與三鐵車系統多注重核心肌群。然而因為長程與高速騎乘造成的傷害則以下列為主：

下背痛

因騎乘自行車產生下背部疼痛多數來自於脊椎部位長時間的彎曲，產生原因除了背部肌力不足、長時間或距離的騎乘、車架的尺寸、騎乘時間過長、或騎乘姿勢不正確甚至fitting也可能有問題。輕者肌肉疲乏、韌帶緊繃與椎間盤壓迫等；重者椎間盤突出或破裂也都有可能。

防護建議

① 鍛鍊核心肌群，嘗試腹橫肌、骨盆、臀部收縮等運動。
② 找尋專業車店進行Fitting調整坐姿。
③ 比賽或是長時間騎乘，可在車衣內搭配具壓縮效果的背心，幫助核心穩定受力，減緩疲勞。

骨折

自行車摔車嚴重時會導致骨折，常見部位包括肘部、前臂、尖峰關節脱臼及鎖骨骨折。其中鎖骨算是在自行車手間最常發生骨折的部位，因為跌倒時最基本的本能反應就是用手去撐地，而反作用力往往會從地面藉著手部傳達到肩膀，進而容易造成鎖骨（Clavicle）的骨折。尤其是剛使用「腳踏」的新手或較為慢速時的摔車。

防護建議

摔車時應採柔道「護身倒法」緊握把車，抓緊車輛不可丟開、縮頭屈膝依靠車體形成保護。倒地後覺得骨頭不適，需及時前往醫院就診。常見的鎖骨中段骨折，多數不需開刀，以八字肩帶固定為初步處理原則。其他骨折情況，可能需要接受石膏固定、手術鋼釘固定等多種處理方案。

腦震盪

頭部受到衝擊皆有可能造成腦震盪，嚴重者甚至有頭部骨折、出血進而導致昏迷或死亡。正確的配戴全安帽可以降低頭部受傷的風險，但卻不能完全避免腦震盪的傷害。如果有撞擊到頭部的情況建議立即停止自行車運動，及時就醫評估病情的嚴重程度。最好的預防方式是佩戴騎行頭盔出行，能避免多數摔車導致的腦震盪。

防護建議：挑選適合的安全帽並且戴好綁好

根據2019年《道路交通管理處罰條例》部分條文修正草案，電動自行車駕駛人未依規定戴安全帽者，則處300元罰鍰。雖然並未提及非電動自行車是否開罰，但國內外所有三鐵賽與自行車皆有在參賽規定裡要求選手必須配戴安全帽，沒有安全帽是禁止上場的，甚至許多大型賽事還會要求安全帽要貼有國家認證的安全標章，甚至製造日期要在5年內。如果認真執行，不符合規定的選手甚至很可能因此被DNF。國內的CNS安全帽認證標準中，騎乘自行車常見種類為CNS-1337；如果購買的安全帽從國外進口，除了原本應具有CNS標章之外，可能還會有美規DOT、日規JIS等超過十種以上國際上各國所認可的標準規範標章，如下表所列常見標準。

各國認證標準表

簡稱	SNELL	DOT	ECE／EN	CSA	JIS	AS
國別	國際	美國	歐洲	加拿大	日本	澳洲

筆者自行整理

自行車安全帽價格落差很大，從大賣場好市多到迪卡儂的千元以下的版本到萬元以上的空力帽都有，但只要有CNS的認證標籤其實都是可以的。你問我差異在哪？除了戴起來造型跟爽度不同以外，有些確實會影響風阻，但如果不是職業選手坦白說差異或許不是很明顯。一般而言安全帽使用年限很重要，安全帽製造廠會在安全帽的包裝外盒或使用手冊上說明，除了特殊材質或製造過程之外，通常使用年限是從第一次上路使用的日期開始算起二年，或沒有配戴的狀況下，從製造日開始起算五年左右。

胯下燒襠

單車運動長時間坐在坐墊上雙腳持續迴轉，因此容易引起胯下燒襠。常發生的原因為長時間騎乘、車褲品質差或沒有穿車褲、坐墊的高度或尺寸不合適、坐墊設計不良。

防護建議

① 使用防磨膏減少磨擦。

② 挑選品質好的車褲。車褲的縫線跟褲墊的通風及排汗性都會影響燒襠的機率，建議最好選擇無縫線一片式褲墊的車褲。

③ 每當有燒襠徵兆時，停下來休息一下，甚至停下來沖澡後徹底擦乾臀部避免持續高溫潮濕的騎乘。

髕骨股骨疼痛症候群（Patellofemoral Pain Syndrome, PFPS）

所謂髕骨股骨疼痛症候群是前膝痛、髕骨外翻、髕骨軟化、髕骨周邊或底下疼痛等，這些症狀的總稱，是自行車騎士常發生的症狀。

PFPS通常是因為股骨及髕骨兩接觸面相互摩擦，造成軟骨磨損，引起疼痛與發炎反應。通常踩踏力量太大超過肌群負荷的強度，或是坐墊高度設定過低，都有可能導致膝蓋旁的髕骨肌腱發炎。

防護建議

① 車子須經過專業自行車技師根據車手身體進行量測車手並進行fitting，設定好坐墊高度、龍頭位置，以及坐墊艙空間。

② 使用腳踏及正確的踩踏方式，注意迴轉速，並避免重踩、以內八或外八姿勢踩踏板。

③ 放鬆過度緊繃的肌肉，包括闊筋膜張肌、膕旁肌、髂脛束和腓腸肌。

骨盆骨折或斷裂

摔車著地時最常見的往往是手跟臀部，如果是骨盆骨折或斷裂，就必須等完全康復後才能繼續騎乘。

手腕舟狀骨骨折

手腕舟狀骨是自行車手常摔斷的骨頭，若有輕微的斷裂，在X光檢查中不容易被發現，因此常被誤診為「手腕扭傷」，因而延誤最佳治療時機。它的位置在手腕靠近大拇指側根部的位置，常見發生在跌倒時，因為手腕背屈撐地，造成體重集中落在手掌上而發生。若狀況嚴重延誤醫療很可能造成整塊舟狀骨缺血性壞死，嚴重影響手掌的功能。

頸肩疼痛

長時間頸部的關節一直維持在拉伸，並同一固定姿勢騎乘、持續趴臥在空力把上，或錯誤的單車設定，都容易遇到這樣的困擾。建議在賽後跟訓練後進行適當的舒展及活動，能有效緩解症狀。

雙手發麻＋上肢痠麻

騎乘自行車時若有雙手發麻＋上肢痠麻的症狀，就要留意是否為「胸廓出口症候群」（Thoracic Outlet Syndrome, TOS），流向上肢的血液或神經傳導若是在胸廓部位（大致在頸椎的位置）受到阻礙，就有可能會造成雙手發麻或上肢痠麻甚至失去知覺。騎乘時如果上半身不是正確使用腹部核心出力撐住下半身，過度將上半身壓在龍頭位置，而不是正確使用下小腹的力量撐住下半身，導致上下半身負重比失衡，就容易產生手麻手痛現象。上述除了運動後伸展，**「穩定肩胛骨」**及**「放鬆橈側伸腕肌」**貼紮也可以有效預防。在長途騎乘中及騎乘後，記得伸展上斜方肌，動一動頸部與肩膀增加血液循環。

阿基里斯肌腱炎

如果你純粹是因為騎乘自行車而引發阿基里斯腱炎，那你多半是太「操」過了，另外，不正確的fitting或是自行車卡鞋的鞋底板位置沒設定好，也有可能造成。

> 運動小教室
>
> 可使用有包覆小腿與阿基里斯肌腱的壓縮襪或腿套，能輔助延緩肌肉疲勞，降低傷害機率。

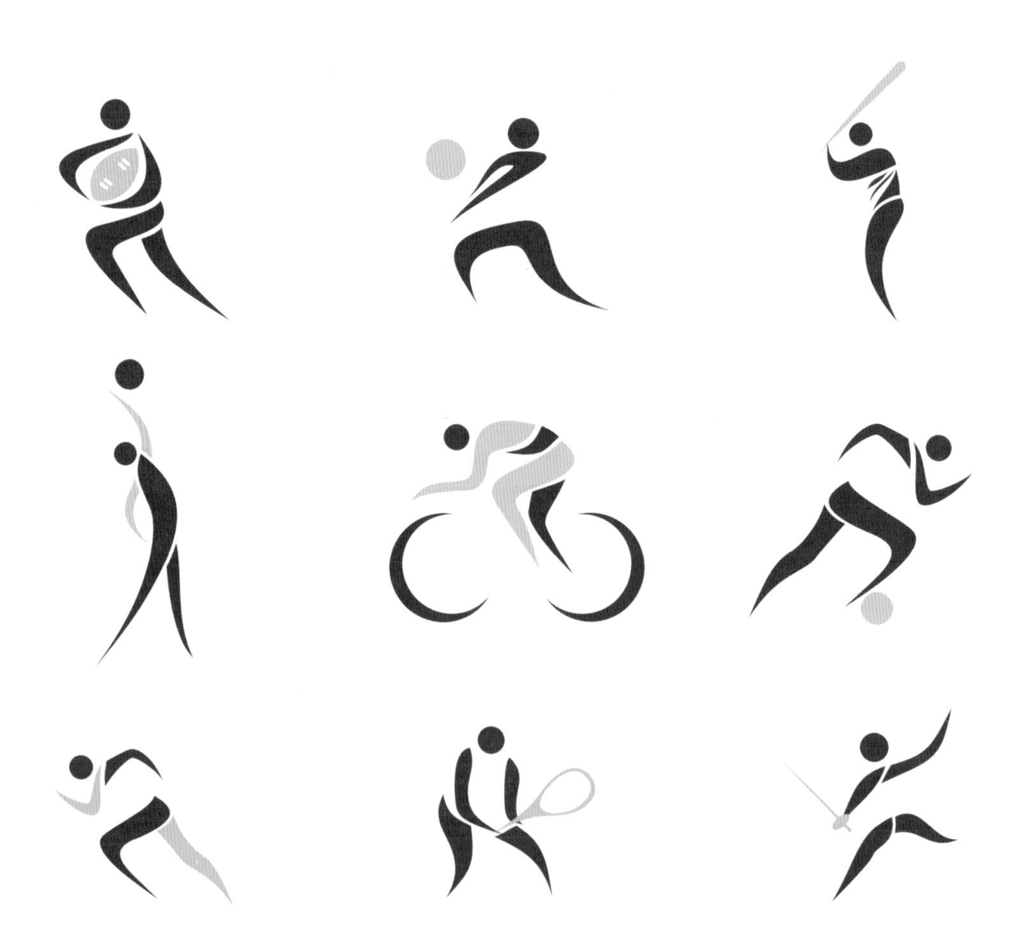

3.6 鐵人三項常見的運動傷害與預防

鐵人三項因為結合了游泳、自行車、跑步運動的多元性，加上長距離、長時間在戶外賽程中競爭，形成的運動傷害種類也相對複雜。普遍的傷害除了前面章節所提的曬傷、中暑、下背痛、抽筋、肌肉韌帶拉傷、扭傷、挫傷、擦傷、水泡等傷害以外，由於運動的多元性及高強度，每個鐵人三項愛好者幾乎都有上述病症相關影響的後遺症，但鐵人們卻往往不願意因此停止運動，好好地休息與復健，結果反而是不能跑時就游泳，不能游泳時就騎車，長久下來很可能發生舊傷尚未復原，而新傷卻再度產生的窘境。有鑑於上述，本章節將著重於訓練後或賽後急性及亞急性軟組織受傷處理與建議的訓練方式，以預防運動傷害。

急性及亞急性軟組織受傷處理

多數人對於拉傷和扭傷甚至肌肉發炎，第一個印象就是「冰敷」，但是冰敷理論創辦人Dr Gabe MirKin於2018年5月2日發表一篇”Why Ice Delays Recovery”的文章，推翻自己在1978年發明的RICE冰敷理論（Rest－休息、Ice－冰敷、Compression－加壓、Elevation－抬升）；他表示，冰敷和休息並無法幫助患者康復，甚至會延遲治療，如果需要冰敷來限制腫脹減輕疼痛，應該要在5分鐘內完成。而《英國運動醫學期刊》（*British Journal of Sports Medicine*）則提出最新的「PEACE」，作為對肌肉、肌腱、韌帶的傷害處理原則。後續又有人在急性期（PEACE）後面加上一個亞急性期（LOVE階段）。

所謂的「PEACE」是在受傷後面臨運動傷害急性期1～3天的處理原則。

P－Protection：保護患處

在受傷後的1～3天，限制活動與負重，避免傷勢變得更嚴重，但疼痛緩解之後便可以開始做一些適當的運動，因為也要避免休息時間太長影響到身體組織的強度。

E－Elevation：抬高患肢

將患處抬到比心臟高的位置，可以促進血液回流，減少組織腫脹。

A－Avoid anti-inflammatories：適當使用藥物

要不要使用抗發炎藥物，請依照醫師評估用藥。

C－Compression：加壓固定

以彈性繃帶與貼紮的方式，加壓緩解關節腫脹及出血。

E－認知教育

充分了解傷後照護方式，避免過度期待造成心理壓力。

所謂的「LOVE」是傷後針對亞急性期的處理原則。

L－Load：適當負重

O－Optimism：正向樂觀

正向面對傷勢，減輕心理負擔。

V－Vascularisation：有氧循環

適度進行心肺有氧運動，促進新陳代謝與血液循環。

E－Exercise：循序漸進運動

透過有計劃且低強度無痛的運動，提升關節穩定度及增強肌力。

正確的訓練觀念

首先需要溝通一個觀念，你是鐵人不是鐵金剛，再怎麼厲害也是肉做的，一路走來，我看過許多素人神人以及想挑戰三鐵的新手，在沒有系統化地規劃練習及技術指導下土法煉鋼的練習，結果不是一段時間成績不錯然後受傷退隱，再不然就是新手在還沒上場前就GG了，甚至練習了老半天還是無法完成515。這聽起來實在諷刺，明明運動是一件很健康的事，怎麼會搞得傷身又傷神？

✕高強度賽事不間斷，只想證明自己是鐵人

筆者曾經遇過幾位鐵人，透過網路及友人表達只有完賽226才是真鐵人，因此他

只參加226，就在講完後不到一年半內，該名鐵人連續參加了3～4場226及一些賽事後，就聽到他受傷的消息了，自此幾乎沒看到他再次出現在賽場上。其實，過度逞強且傳播誤人誤己的運動觀念，在運動圈實在是司空見慣，因此你常常動不動會聽到一日北高、一日西雙塔、一日東雙塔、鎮西堡山路跑步百k、226＋515兩日聯賽，甚至226＋226＋226三日聯賽等等，或許真有許多天生素質極佳的素人可以無傷完賽，但畢竟是極限運動，必須對於自己的體況有自知之明、量力而為。

✕受傷了還繼續運動

明明醫師已經告知因為運動傷害需要休息，但還是執意練習或參賽，這絕對是運動圈常見的事，其實受傷了還繼續運動絕對影響自己的運動生涯，真心建議如果受傷了還想繼續運動可以嘗試完全不同肌群的替代運動，例如筆者在足底筋膜炎時便以游泳取代跑步。

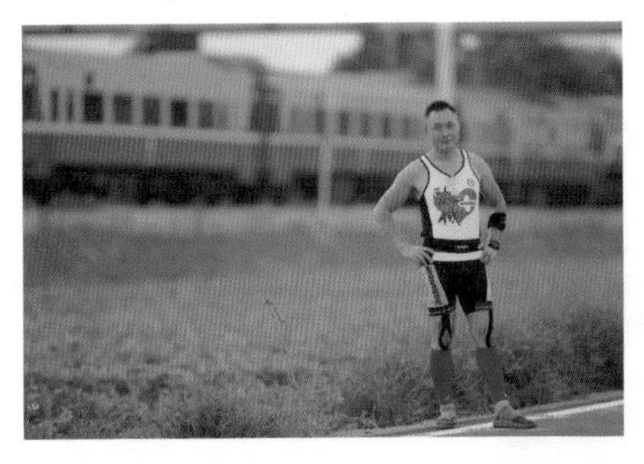

賽後換穿休息用的拖鞋並適當的收操有助於恢復
圖片來源：ZIV運動眼鏡

Lowest Injury Risk (Non-Elite)

8-10 hours "sweet spot"

Total Weekly Hrs

Run Hrs	3	4	3	4
Bike Hrs	5	5	6	6

訓練時間與受傷機率關係統計
資料來源：Suzanne Atkinson 'Dealing with common injuries'

○ 訓練要適量

根據統計資料顯示，鐵人三項的選手**每週8～10小時**之間的訓練量是最佳的甜蜜點，相對於8小時以下或10小時以上，8～10小時之間受傷機率最低！當然，這跟肌力、關節穩定性與運動強度有著相當的關聯性，練太多或太少都不建議。

○ 平日要保養

除了運動前熱身、運動後伸展，平日進行瑜伽適度讓筋膜放鬆，都會比起四處求醫、吃消炎藥或止痛藥、打震波、局部打類固醇這種事後補救的措施更好。

3.7 運動傷害風險評估

你知道自己的「身體承受線」嗎？！為什麼需要運動傷害風險評估？

不管從事任何運動，都一定會有傷害發生的機會，運動員在自我挑戰的過程中，往往專注於運動表現的提升，然而運動傷害的發生風險也相對提高。尤其是參加初鐵、初馬或假日運動員，更容易輕忽運動強度超過身體可承受程度所帶來的傷害發生機會。除了平時養成規律的運動習慣，在備賽期更應該加強訓練頻率與強度，提升身體強度準備好面對挑戰。另外，也可以選擇透過運動科學檢測，藉由專業的評估與動作模式分析，發現潛在運動傷害風險程度，藉此擬定適合的訓練計劃與專業運動防護方案，降低運動傷害發生的機率，延續運動生命。

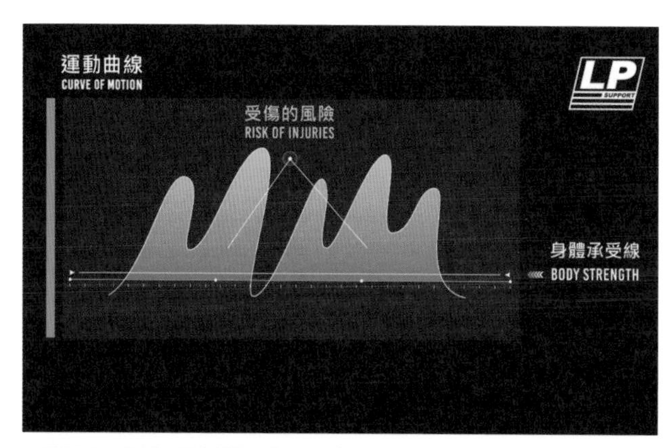

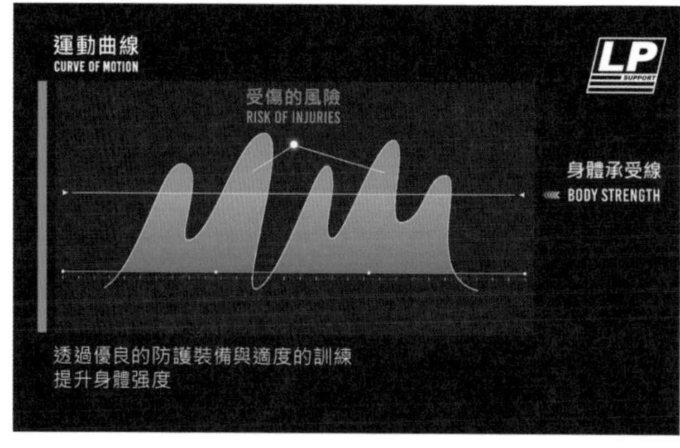

LP SUPPORT授權提供

圖片來源：LP SUPPORT授權提供

04 CHAPTER

醫護鐵人介紹

透過前面的章節相信大家對醫護鐵人已經不陌生了，但可能有許多朋友會好奇，醫護鐵人是什麼樣的一個組織，用什麼樣的方式，讓這麼多豐富完賽經驗的醫護人員，如此熱血地投入在一年上百場的賽事中，幫助成千上萬的參賽者完賽？本章將帶你一窺醫護鐵人成立的初衷與發展現況。

4.1 什麼是醫護跑者？醫護鐵人？兩者差異在哪？

什麼是醫護跑者？

鐵人三項、馬拉松、自行車等都屬於自我挑戰極限運動，也因此參賽者在比賽時發生昏厥、抽筋、扭傷、抽搐倒地或摔傷的突發狀況時有所聞。為了有效降低賽事安全的意外風險，主辦單位常根據賽事規模大小及距離，配置一定比例的醫護人員及設施。

根據服務性質可以細分為三大部分，第一部分是承辦單位付費的定點式醫療站及機動性救護機車巡邏員，第二部分是公益性質定點式的醫療志工，第三部分則是等同於參賽者，但純屬公益服務的醫護跑者。根據大型活動管理辦法，上述第一部分付費的醫療是基本且重要的，但其缺點是主要為被動式關懷（傷者主要來源為通報）跟醫療盲區（定點跟巡邏密度取決投入成本），參賽者在離開其區域之後，醫療站便無法即時掌控其之後發生的突發情況，主辦單位礙於成本因此也不可能無限制投入預算聘請太多醫療站或救護機巡。於是便有了熱心的參賽者以「醫護跑者」的身分加入賽事，醫護跑者則是根據不同的配速，貫穿在整個賽道當中，提供主動式的關懷，所以更能及時關注參賽者的狀況。

聽起來醫護跑者是十分理想的概念，但事實上翻閱文獻及報導，過往並沒有組織對醫護跑者進行普遍性資格定義，甚至有規模地推廣相關醫護跑者的概念及文化。醫護跑者根據目前現有留存的照片，可追溯於西元1908年的倫敦奧林匹克，期間對於醫護跑者的資格各方莫衷一是。

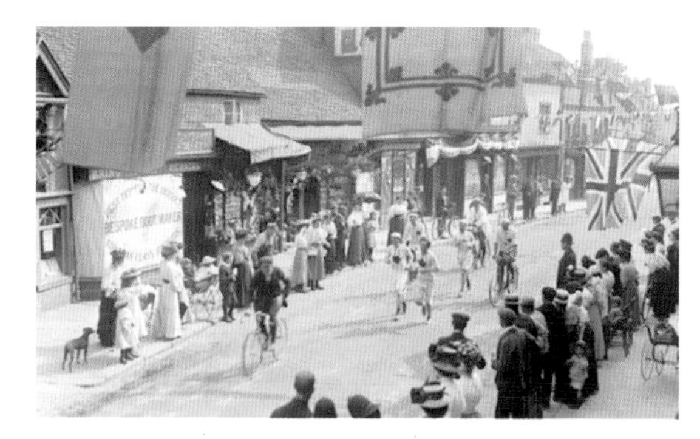

目前最早有圖片記錄的醫護跑者（1908年，倫敦的奧運）
圖片來源：https://www.theguardian.com/science/the-h-word/2016/aug/09/medicine-olympics-a-bluffers-guide-to-120-years-of-medical-history

過去與現在

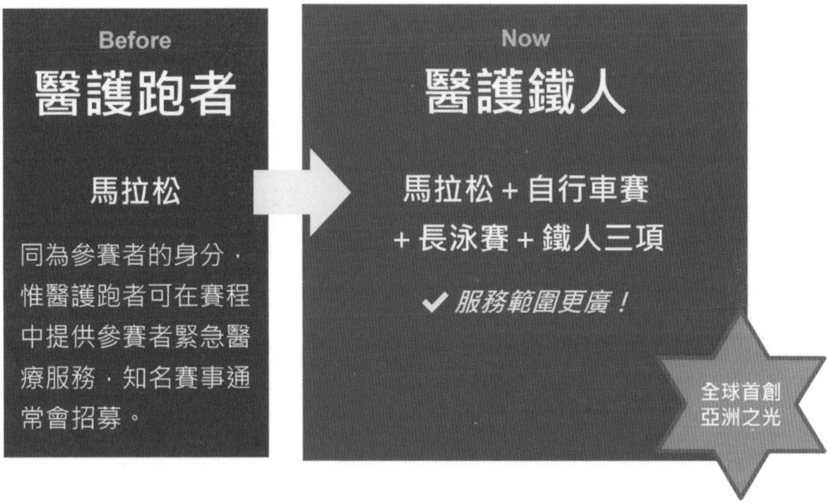

Before
醫護跑者
馬拉松
同為參賽者的身分，惟醫護跑者可在賽程中提供參賽者緊急醫療服務，知名賽事通常會招募。

Now
醫護鐵人
馬拉松＋自行車賽＋長泳賽＋鐵人三項
✔ 服務範圍更廣！
全球首創
亞洲之光

醫護跑者與醫護鐵人的主要差異
圖片來源：醫護鐵人提供

目前各賽事招募的醫護跑者，是透過國內具備有醫護背景的熱心跑者的踴躍加入，在國內已開始萌芽。例如：府城仲夏夜浪漫星光馬拉松、屏東高樹蜜鄉國際馬拉松、南橫超馬、烏來環山超半馬、蘆竹馬、台北星光夜跑或金瓜石馬拉松都有招募具有醫護專業、曾受醫護訓練的跑者擔任醫護跑者。

然而事實上，在醫護鐵人尚未成立前，台灣僅有極少數馬拉松賽事（如：台北馬拉松、屏東高樹蜜鄉國際馬拉松）有配置醫護跑者，而鐵人三項、長泳賽及自行車賽並無此機制，加上賽事主辦單位或醫護參賽者仍要耗費許多時間私下進行招募或接洽，沒有統整一個平台有效率的進行協助，導致招募過程及管理醫護跑者費時費力之外，無法審核醫護資格及對其服務品質無從把關導致面臨瓶頸，於是醫護鐵人便在此背景下誕生。

什麼是醫護鐵人？與醫護跑者的差異在哪裡？

醫護鐵人跟醫護跑者最大的差異在於，醫護鐵人是第一個將傳統公益醫護跑者概念組織化及標準化的，並將醫護跑者從馬拉松拓展到鐵人三項、自行車、越野賽及長泳領域，成立專責的機構永續經營，成為全球首創的名詞及組織；藉由參考世界各地對醫護跑者的證照規範，並根據台灣緊急醫療救護法，將醫護鐵人的資格賦予定義。

目前外界對於醫護鐵人的認知主要認為醫護鐵人通常具備有醫療執照與參賽經驗即可，事實上成為醫護鐵人有兩大條件，第一大條件是必須具備「緊急醫療救護法」第4條中所稱緊急醫療救護人員（以下簡稱救護人員），指醫師、護理師及救護技術員（EMT1、EMT2、EMTP）上述三者之一的醫療證照。第二大條件則為具備豐富的完賽經驗，但並非僅限完成鐵人三項才能加入醫護鐵人，相對的，只要具備相關賽事的完賽經驗（例如：路跑、自行車、游泳及鐵人三項等），也都能有機會加入醫護鐵人的行列。詳細加入步驟請上醫護鐵人官方網站（https://www.ironmedic.biz/）。

醫護鐵人在賽場上不僅具備有參賽者身分，在參賽過程發現傷者時，會透過非侵入性治療，讓傷者在大會醫護人員或救護車抵達前，第一時間提供基本包紮及CPR或AED的急救或即時的協助（抽筋或小傷口的狀態舒緩），有效降低賽事安全的風險。

2016是國內外醫護跑者發展的重要一年，透過企業支持及持續性的協會運作，開始有了醫護鐵人的「社會企業」組織，從加入資格的審核到參賽協助，讓傳統的醫護跑者除了僅有的馬拉松賽事外，醫護鐵人提供一個統一的管道讓其選取自身想參加的多元化賽事（如：鐵人三項賽事、馬拉松、自行車賽、越野賽、越野鐵人三項、長程泳賽），另

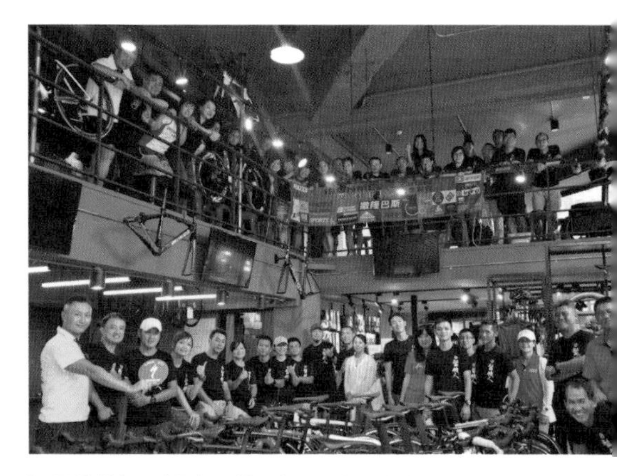

醫護鐵人是由醫師、護理師、緊急救護技術員組成的完美組合
圖片來源：醫護鐵人提供

醫護鐵人對社會價值創造性

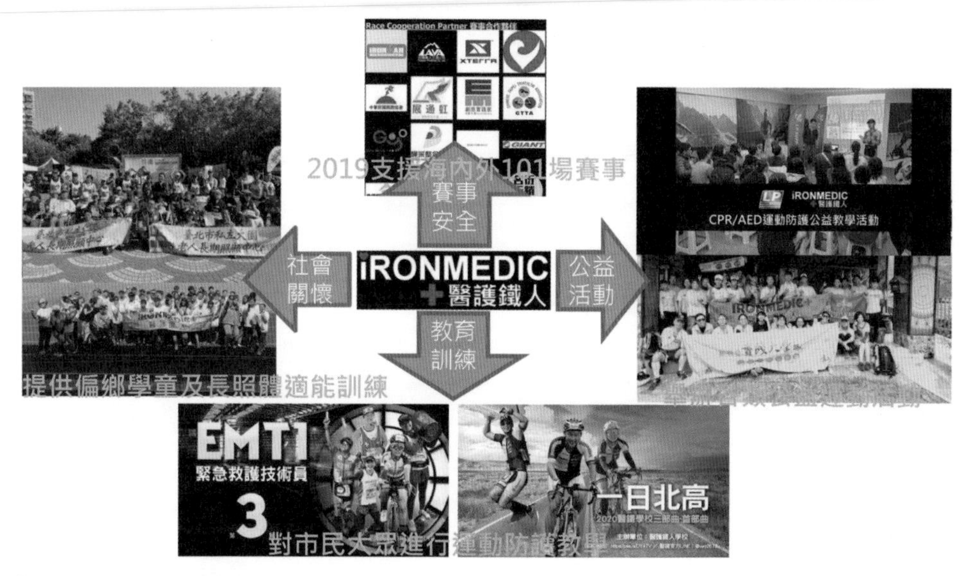

醫護鐵人對社會價值創造性
圖片來源：醫護鐵人提供

外對於賽事主辦單位更能有單一窗口的便利性，不要再費神自行招募醫護跑者，讓賽場上醫護協助的品質能逐步向上提升。

然而為什麼許多夥伴要加入醫護鐵人，相較於需要自行購買物資、裝備及留意賽事招募管道的醫護跑者，醫護鐵人有以下的優勢：

第一，醫護鐵人藉由政府法律賦予醫護跑者標準定義，讓助人不再是個遙不可及的夢想

醫護鐵人的資格是根據台灣緊急醫療救護法內的三大類醫護人員：醫師、護理師與緊急救護員（EMT），醫護鐵人將此納為成員參加任務賽事之基本資格，因此也吸引了更多人報考EMT，除了賽事外還能幫助更多的人。

第二，醫護鐵人透過制度及規模化讓小愛化為大愛

醫護鐵人透過組織化運作洽談許多的任務賽事跟報名事宜，省下了主辦單位與醫護跑者們許多媒合的時間。再者，醫護鐵人提供每場每個人至少2罐的痠痛及冷凍噴劑（市價約400元）跟5包以上的鹽礦物錠（市價約66～100元）或其他特殊賽事所需要的物資，方便醫護鐵人藉此靠近參賽者進行初步評估，也讓想助人的醫護鐵人們不用自行再掏腰包，有機會將原本需要支付的報名費捐給需要的慈善團體，一舉數得。

第三，加入醫護鐵人不僅助人，亦能結交朋友、拓展視野

醫護鐵人的成員除了醫師、護理師及緊急救護員等醫療人員，還有更多專業人士，如律師、大學老師、工程師及企業高階經理人等，素質高而又富有愛心的群組當然讓人趨之若鶩，加上定期的座談、訓練課程或醫護鐵人學校等活動，可讓成員增廣見聞。

第四，醫護鐵人永續經營的務實模式，使成員相對穩定

醫護鐵人觀念務實，並非用愛發電或依靠捐贈支撐組織運營，醫護鐵人採社會企業模式，透過市場機制來調動社會力量（例如：合作夥伴、主辦單位、媒體），將商業策略最大程度運用於改善社會和環境生存條件，對參與者而言更是隨著組織而成長，在醫護鐵人中獲得馬斯洛需求層次理論所提到的各類滿足。

加入醫護鐵人，發揮你的使命感！

醫護鐵人經年努力，於媒體上亦累積多年正面形象，在眾多組織都有可發揮的平台，參加醫護鐵人不僅具有榮耀感，也能讓自己的人生留下許多珍貴的回憶。

讀者們，下次在路上看到醫護鐵人們時，記得幫他們打打氣之外，更記得邀請更多的人加入醫護鐵人的行列唷！

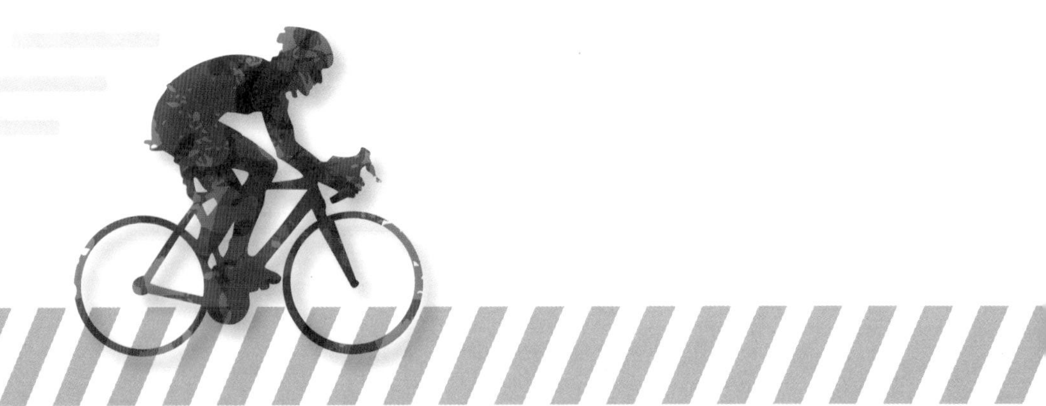

4.2 醫護鐵人主要組織與運作方式

醫護鐵人創立於2016年，由一群愛好運動熱心助人的醫療從業人員及社會專業人士所組成，有別於一般運動型社團。醫護鐵人在2017年除了有申請商標，創始成員還依據政府規定設立了公司（鐵人醫護有限公司）與全國性協會（台灣鐵人賽事安全協會）兩個獨立的法人，雖然兩者之間並無契約約束，但公司會不定期以醫護鐵人名義，贊助任務賽事名額或資源給協會會員或特定人士做為公益發展用途，而被贊助者必須遵守贊助方的相關規定，代表醫護鐵人出席各類活動。

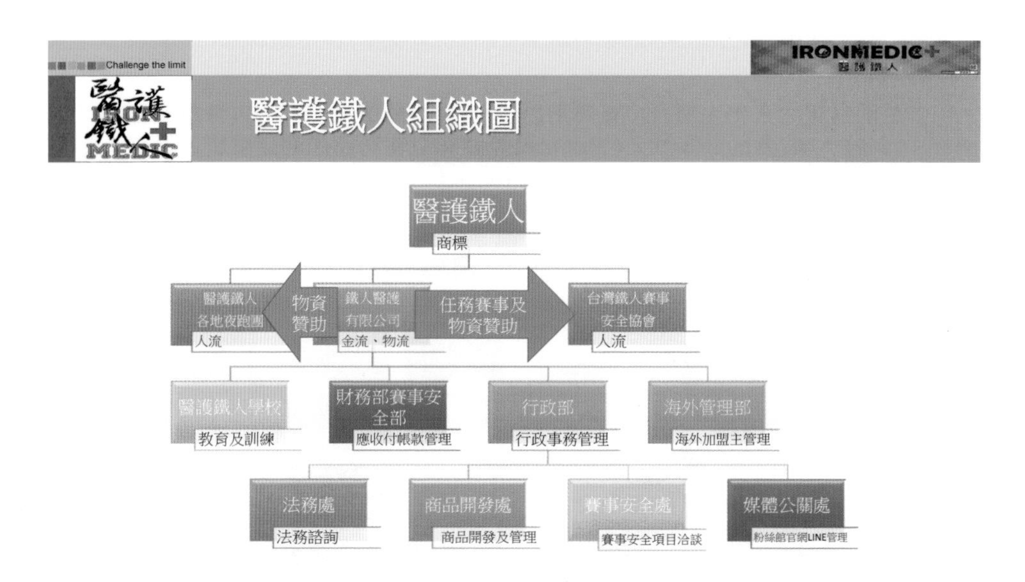

醫護鐵人組織圖
圖片來源：醫護鐵人

在成員人數快速破百後，醫護鐵人便於2018年建立營收基礎以社會企業（social enterprise）的方式進行永續經營，草創時期醫護鐵人以Google類物聯網IoT營運的創新模式，設計出一個以零收費營運項目為主的社會企業。建構社群平台，招募具醫護證照的運動人，整合賽事前（運動防護訓練級考照）、中（賽事安全服務）、後（復健舒緩及文教）流程及兼顧關懷弱勢體適能之健康促進整合營運模式，提供賽事主辦單位零收費的醫護鐵人賽場救護服務，醫護鐵人們在賽事中以參賽者身分運用醫療的專業助人救人致力於公益。

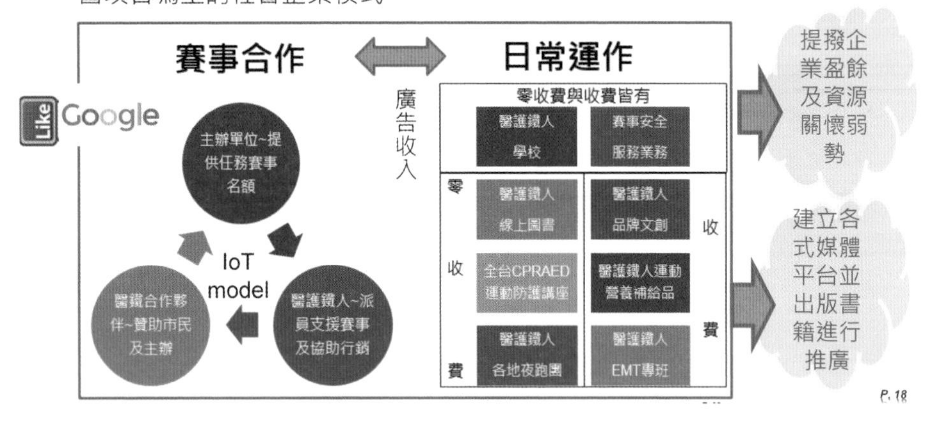

醫護鐵人運營模式

圖片來源：醫護鐵人

2019年起醫護鐵人以社會創新的概念為主軸，透過專業醫護技術、政府與企業資源及運動社群的合作，創造社會價值，持續推廣賽事安全與運動防護概念，並結合相關教育訓練（醫護鐵人學校）、寫作（醫護鐵人運動筆記專欄）、醫護鐵人夜跑團社群、運動文創及運動營養補給品等融入社會大眾的生活中，在成立後三年內累積有超過200篇以上海內外報章媒體報導、文章、電視專訪等；期間更屢次榮獲台灣經濟部商業司、高雄市運動發展局及海外知名企業甄選，代表台灣至海外（柏林、日本大阪、熊本、千葉東京跨海大橋、田澤湖馬拉松等）進行國際間的賽事交流。

2020年起，為響應經濟部社會創新平台SocialImpact，醫護鐵人將運動健身助人的理念，化為實質影響力，提供運動民眾更多幫助，正式成為經濟部「社會創新平台」的成員，更配合SDGs（聯合國於2015年提出「永續發展目標」Sustainable Development Goals），將商品及服務拓展至運動安全訓練、優質教育及全齡年層健康促進的領域。

Challenge the limit
IRONMEDIC+
醫護鐵人
醫護鐵人大事紀

1

依法設立公司、全國性協會及商標，完成制度與流程雛形

3

結合知名企業、賽事主辦與運動社群資源提升賽事安全

5

2017
2019
2016
醫鐵創立
2018
社會企業
2020
SGDs

2

建立零收費商業模式、穩固營收基礎，並達成損益兩平，完善永續發展基礎
4
整合媒體、社群、政府資源與賽事相關組織，透過運動促進健康及建立平台進行伙伴合作。
本計畫符合SDGs-3健全生活品質、SDGs-4優質教育、SDGs-17全球夥伴關係。

醫護鐵人大事紀
圖片來源：醫護鐵人

4.3 醫護鐵人主要活動

醫護鐵人的活動依據時間可分定期與不定期兩種，定期舉辦的如開放給民眾參加的每週在全台各地的醫護鐵人夜跑團、每月在各地輪流舉辦的醫護鐵人CPR、AED及運動防護公益教學活動，還有夏秋兩季在各地舉辦的醫護鐵人學校等。不定期的活動如支援醫護鐵人任務賽事與各類型講座等。除此之外，醫護鐵人更運用自有媒體平台持續推廣運動相關資訊。

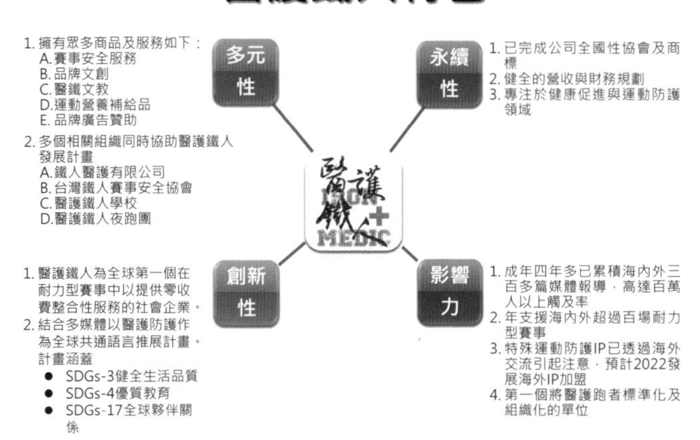

因應醫護鐵人的發展特色，團隊經常舉辦各種活動

圖片來源：醫護鐵人

4.3.1 醫護鐵人各地夜跑團

宗旨

以醫護專業，零收費帶領市民朋友以健康安全的方式運動，端正社會風氣，提倡全民運動。

特色

- ✔具有醫護背景及豐富完賽經驗的醫護鐵人，陪你一起運動（安全又安心）。
- ✔路線安全（90%以上路線無行車）。
- ✔風景優美（精挑細選最美夜景路線）。
- ✔運動完後集體收操（健康運動不孤單）。
- ✔不定期聯誼活動（讓你的生活圈更豐富）。
- ✔小弱弱不用怕（4台距離跟速度不同的列車讓你跟）。
- ✔參加免費（讓你輕鬆無負擔）。
- ✔全台第一個以ISO方式進行管理的跑團系統（跑團定期自我稽核及祕密稽核模式，確保各地制度及品質一致，無論你去哪跑感覺都很熟悉）。

各地夜跑團

各地夜跑團都有根據距離與配速的不同，安排了四台列車及列車長帶領大家一起安全地跑步：

1. 囧屍速列車囧：10～11k，約4～5分速適合失戀、精力過剩、體能滿檔的跑友。基本上就是要在集合時讓大家看見你活著，然後記得跑回來一起收操，讓大家知道你活得還不錯即可。
2. 🚇JR新幹線🚇：8～9k，約5～6分速適合平時有練跑習慣、輕度自虐、沒跑腳就會癢的跑者，或者想要跟醫護鐵人一起參加比賽的跑者。
3. 🚂™湯瑪士小火車🚂：6～7k，約6～7分速，適合沒事喜歡停下來自拍、吃吃喝喝跟喜歡聊天的新手跑者。

4. 噹噹車：4～5k，約8～9分速，適合產後恢復、連坐都會累跟平常沒有運動習慣的族群。

- 無論參與任何組別，落後沒跟上車的跑友們無須擔心，更不用有壓力，團練就是要輕鬆愉快又安全，尤其跟著具備醫護執照的醫護鐵人們，絕對可以跑得更安心。
- 新冠肺炎期間醫護鐵人配合政府防疫措施，除了控制戶外參與人數並採取以下積極做法：
  - ✔準備消毒酒精（集合、解散前使用）。
  - ✔暖身、收操全程配戴口罩。
  - ✔拍照不說話。
  - ✔拱手不握手。
  - ✔跑步保持社交距離1.5公尺。
  - ✔發燒或咳嗽在家休息。
  - ✔健康運動，縱使無法一起跑，自己跑也很棒！

醫護鐵人台北夜跑團

集合時間：每週四晚上19:30，結束收操完畢：21:00

集合地點：台北市敦煌路和玉門街口的停車場

夜跑路線：停車場－下橋左轉－百齡橋－社子大橋。（30分鐘折返）

跑團幹部：台灣鐵人賽事安全協會祕書長暨醫護鐵人台北夜跑團隊長蔡犖、醫護鐵人台北夜跑團隊長吳宗憲（憲哥）、副隊楊裴騏（50）。

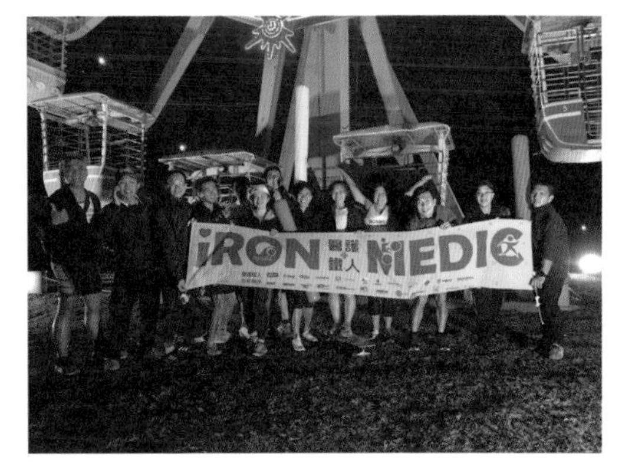

醫護鐵人台北夜跑團合照
圖片來源：醫護鐵人台北夜跑團隊長蔡犖提供

醫護鐵人桃園夜跑團

集合時間：每週二晚上19:30，結束收操完畢：21:00

集合地點：桃園高鐵站2號出口

夜跑路線：高鐵桃園站出發，高鐵北路一段右轉高鐵站前西路二段到底，左轉青溪路一段，再右轉青昇路一段直行接中興路至合圳北街折返。（全程來回共計約10K）

跑團幹部：醫護鐵人桃園夜跑團隊長韓德安及副隊長羅義清、許航紹。

醫護鐵人台南夜跑團

集合時間：每週四晚上19:30，結束收操完畢：21:00

集合地點：台南市平實公園（平實五路跟後甲一路交界）

夜跑路線：平實五路跟後甲一路交界－後甲一路－平實路－裕永路－小東路－後甲一路。（2 km／圈）

跑團幹部：醫護鐵人台南夜跑團隊長呂櫟晉及副隊長何航順。

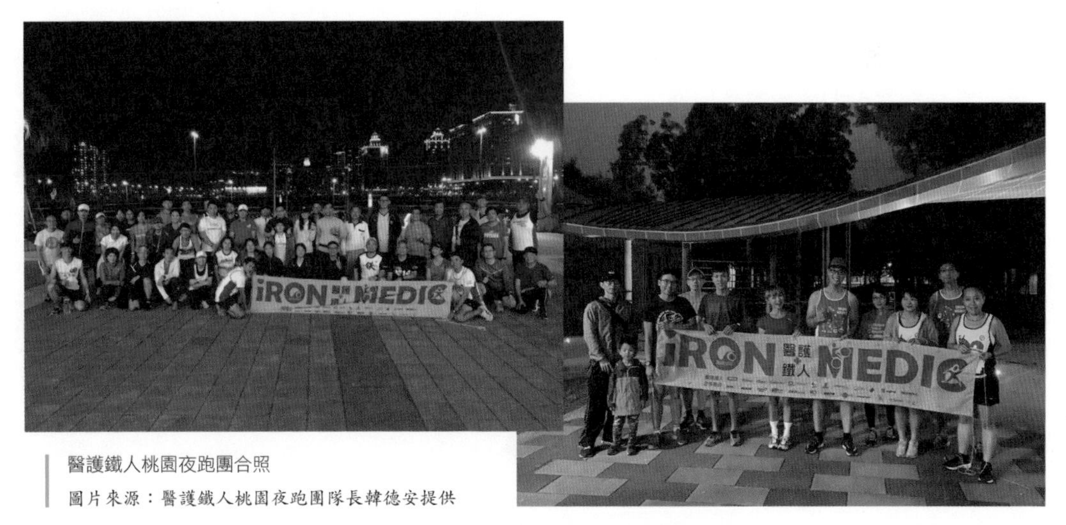

醫護鐵人桃園夜跑團合照
圖片來源：醫護鐵人桃園夜跑團隊長韓德安提供

醫護鐵人台南夜跑團
圖片來源：醫護鐵人台南夜跑團隊長呂櫟晉提供

醫護鐵人高雄夜跑團

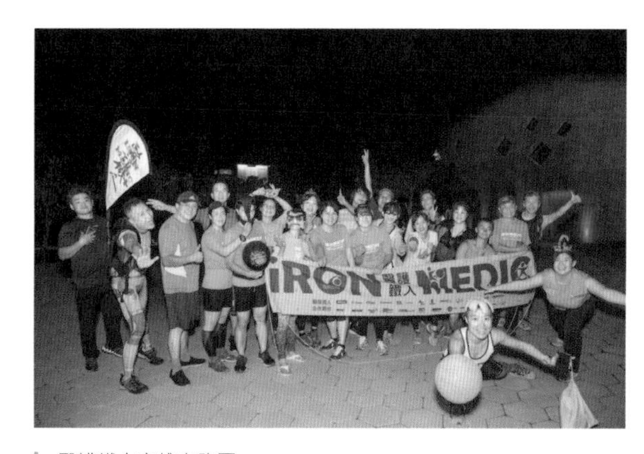

醫護鐵人高雄夜跑團
圖片來源：醫護鐵人高雄夜跑團隊長李珮綾提供

集合時間：每週二晚上19:30，結束收操完畢：21:00

集合地點：高雄市光榮碼頭輕軌站

夜跑路線：光榮碼頭輕軌站－五福路橋－真愛碼頭－駁二大義站－海巡署船旁的堤岸－駁二大義站－駁二蓬萊站－中山大學隧道口－香蕉碼頭－棧二庫－香蕉碼頭－棧九庫－駁二蓬萊站－駁二大義站－真愛碼頭－五福路橋－光榮碼頭輕軌站。

跑團幹部：醫護鐵人高雄夜跑團隊長李珮綾及副隊長譚國基。

4.3.2 CPR、AED及運動防護公益教學活動暨醫護鐵人成員訓練

目前全台各大公共場所，均已設置AED電擊急救設備，為強化一般市民之CPR／AED急救技能，讓更多人具備相關運動防護知識並持續讓醫護鐵人們充電學習，故結合社團法人台灣運動安全暨急救技能推廣協會、台灣鐵人賽事安全協會與醫護鐵人合作夥伴，每年於全台六城市舉辦CPR、AED及運動防護公益教學活動。

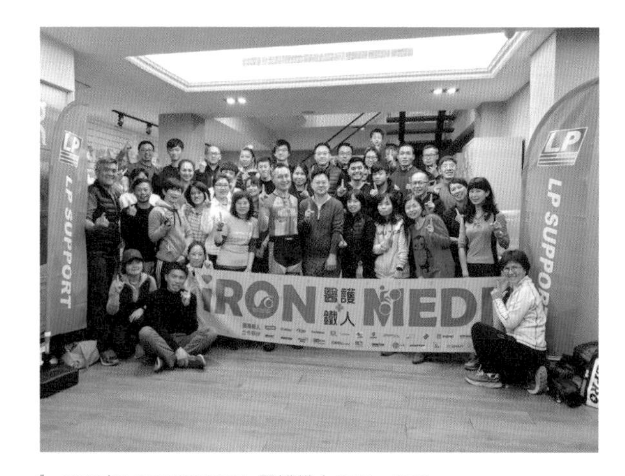

2019年LP SUPPORT x醫護鐵人CPR、AED及運動防護公益教學活動
圖片來源：醫護鐵人提供

4.3.3 醫護鐵人學校

為了能讓市民大眾對跑步、游泳及自行車有循序漸進的運動學習及訓練機會，醫護鐵人已經自2016年起分別於台北與高雄兩地開辦了連續四年的醫護鐵人學校，活動時間主要集中在夏季及秋季，結合產官學資源讓市民可以享有優質訓練機會，其中南區醫護鐵人學校更於2018至2019年連續列入教育部體育署運動熱區計劃中。結合全台277自轉車及馬拉松世界門市空間，讓活動兼具室內外訓練的特色。

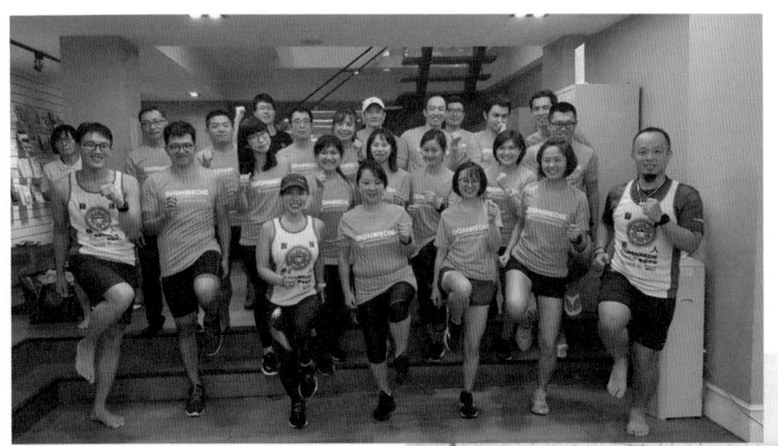

2019年06月12日北區醫鐵學校開訓
圖片來源：醫護鐵人校友會會長蔡举提供

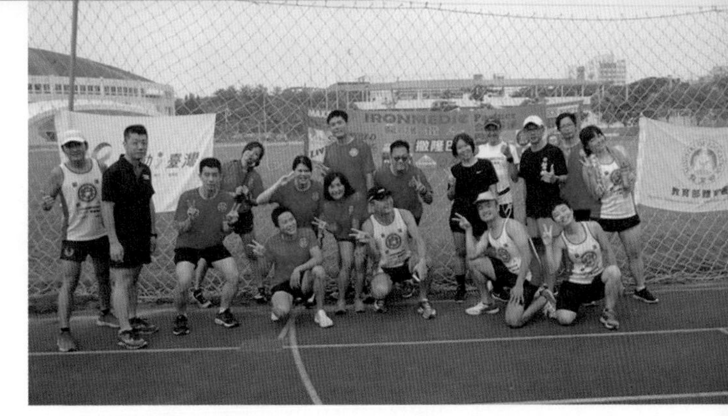

2019運動熱區計劃醫鐵學校
圖片來源：南區醫護鐵人校友會會長賴孝任提供

4.4 醫護鐵人各媒體平台

為了滿足社會大眾各類的媒體需求，醫護鐵人亦有因應的媒體平台，以下就醫護鐵人相關平台為大家介紹：

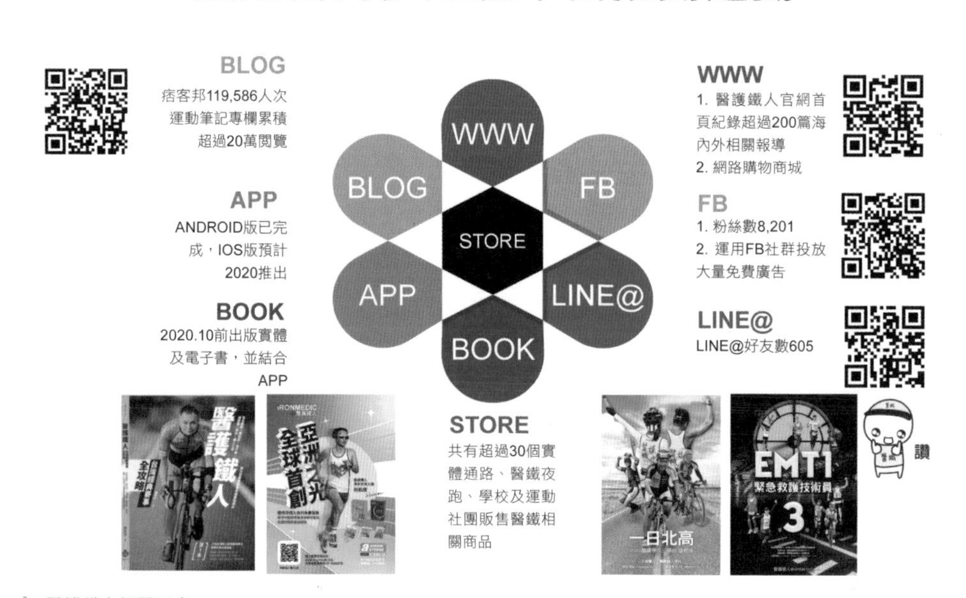

醫護鐵人相關平台

圖片來源：醫護鐵人提供

醫護鐵人官方網站及新聞報導

網址：https://www.ironmedic.biz/

功用：為醫護鐵人主要平台，除了介紹醫護鐵人相關文化及制度外，並記錄了醫護鐵人歷年來的媒體報導。另外，想要加入醫護鐵人並使用專屬醫護鐵人會員系統也是以此做為入口網站。

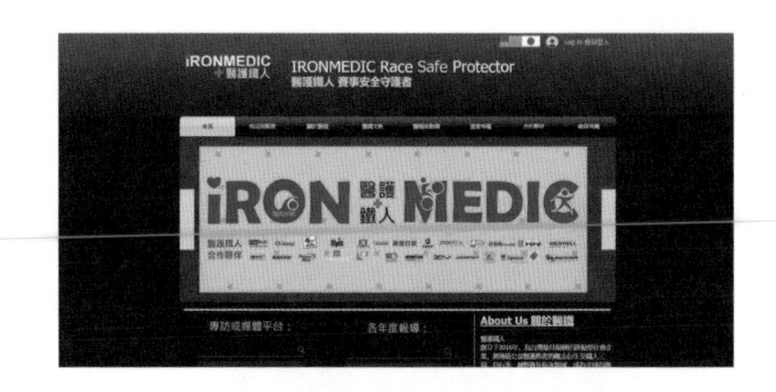

醫護鐵人部落格

網址：http://pianopub.pixnet.net/blog

功用：分享並保留醫護鐵人們相關的參賽文章，在此你可以找到醫護鐵人們過去成長的軌跡

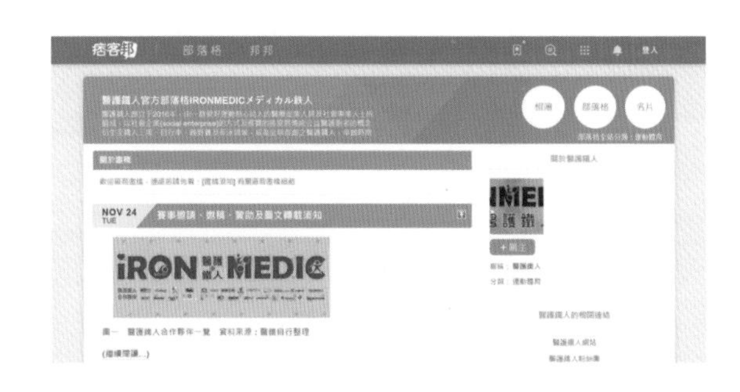

醫護鐵人FB粉絲團

網 址：https://www.facebook.com/ironmedicteam/

功用：想掌握最新醫護鐵人的活動、照片與動態（例如：醫鐵夜跑團、醫鐵學校或EMT專班及任務賽事照片等）到這邊來就對了。

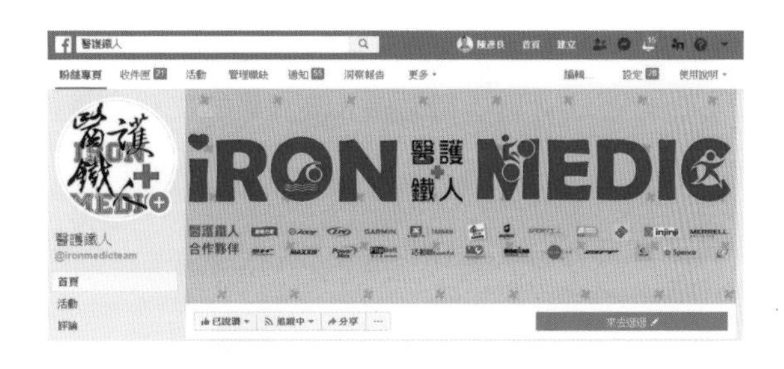

醫護鐵人封閉性FB社團

網 址：https://www.facebook.com/groups/1559554854338626/

功用：醫護鐵人封閉性FB社團為會員交流使用，主要發布任務賽事及其他資源或贊助資訊。

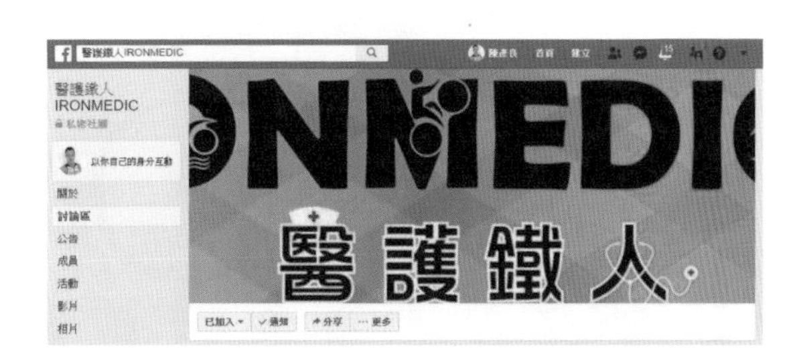

醫護鐵人蝦皮賣場

網址：https://shopee.tw/ironmedic

蝦皮購物
在此賣場搜尋
在此賣場
醫護鐵人Ironmedic
+ 關注
商品: 29
關注中: 1
粉絲: 74
評價: 5.0 (114個評價)
加入時間: 24個月 前

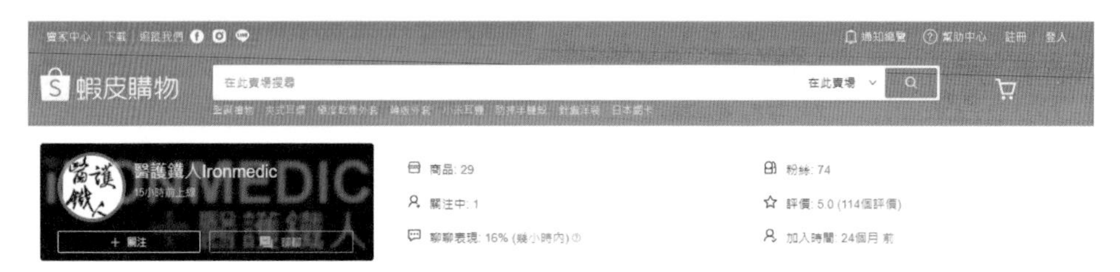

功用：醫護鐵人相關文創商品及服飾販售，歡迎用實際的行動支持醫護鐵人。

醫鐵鐵人公司官方LINE@

LINE id: @wrz2678x

有問題想找醫護鐵人？這裡有醫鐵小編為你解答疑難雜症。

醫護鐵人運動筆記專欄

網址：http://tw.running.biji.co/index.php?q=member&member=730429

內容：醫護鐵人高人氣的文章屢屢登上年度運動筆記熱門文章排名前三名，這裡收錄相關歷來在運動筆記發表的文章。

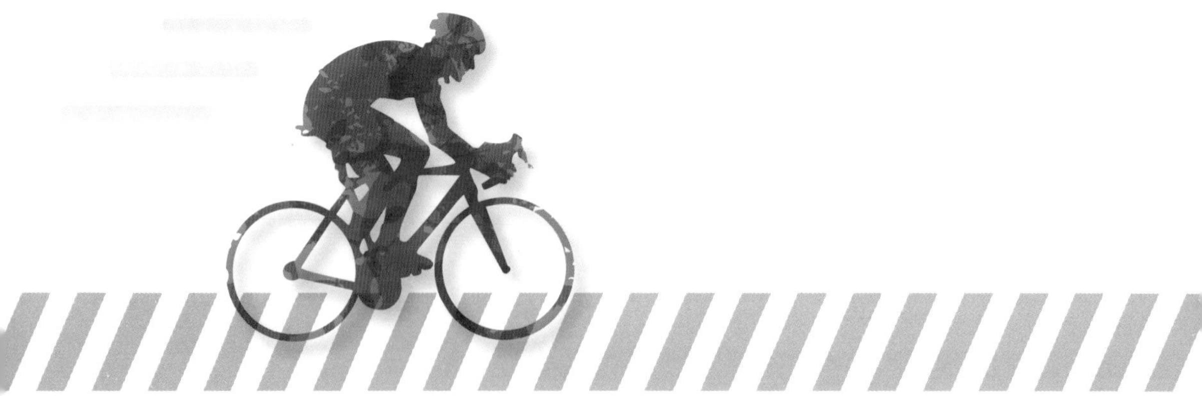

4.5 醫護鐵人文物介紹

醫護鐵人特有的助人運動文化加上社會企業運營，實際上運用了許多大型企業的營運技巧，例如公司內控之九大循環、ISO 9001、AOD及KPI等概念。然而在這些生硬的系統運作的背後，也有著許多細膩的文物支撐著。例如為了面對醫護鐵人成員的流動並明顯識別是否為合格之醫護鐵人，醫護鐵人的隊服背心及三鐵服每年改版一次，並要求醫護鐵人依照規定穿著。至於過程中呼應實際運作所需要也開發各式商品。

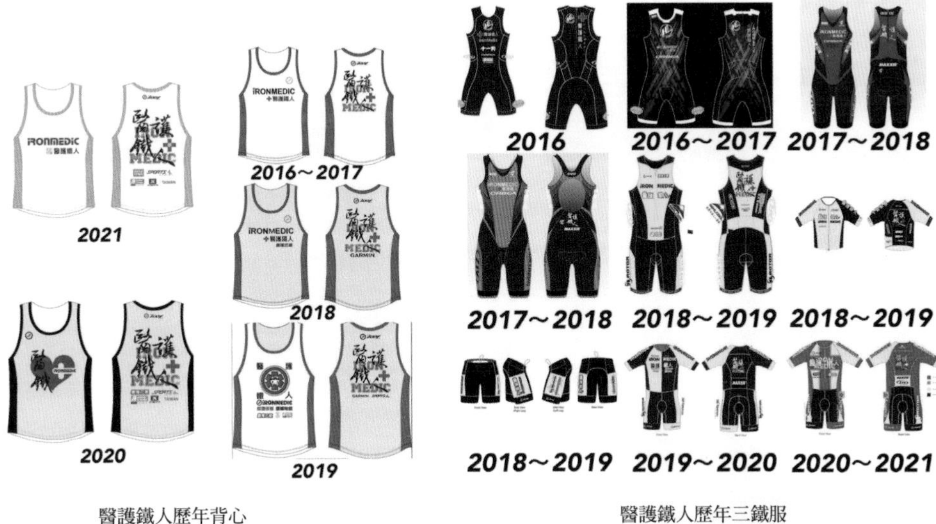

醫護鐵人歷年背心　　醫護鐵人歷年三鐵服

4.6 醫護鐵人關懷弱勢及參與政府相關活動

醫護鐵人身為社會企業的一員，除了在賽場上與日常舉辦各類活動投入健康促進與優質教育的行列外，更每年提撥未分配盈餘之30%用於社會性目標，積極支持各類關懷弱勢活動，配合政府相關計劃並榮獲諸多獎項。

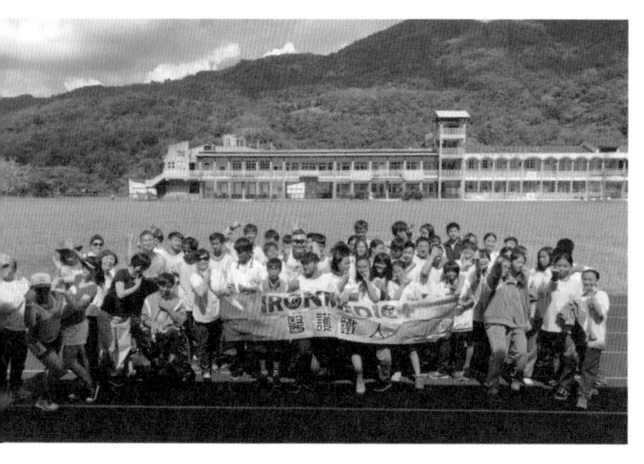

醫護鐵人與那瑪夏區健康促進計劃志工群，由老師領軍到那瑪夏國中支援「布農族＆卡那卡那富族群——跑吧！壓力！Run for Health」健康促進行動。

圖片來源：醫護鐵人

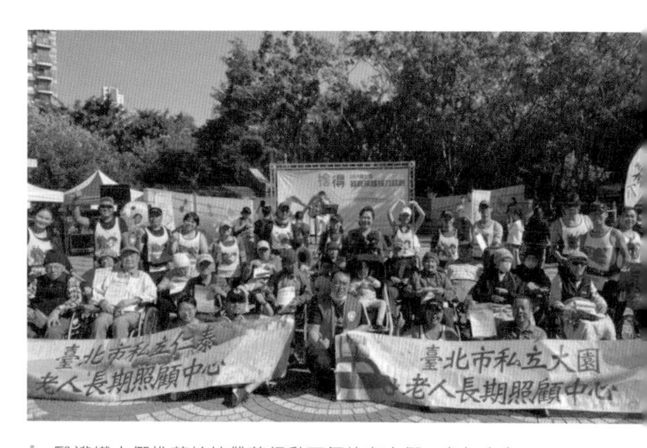

醫護鐵人們推著輪椅帶著行動不便的老人們，參加由台北市政府衛生局於大安森林公園舉辦的器官捐贈路跑。

圖片來源：醫護鐵人

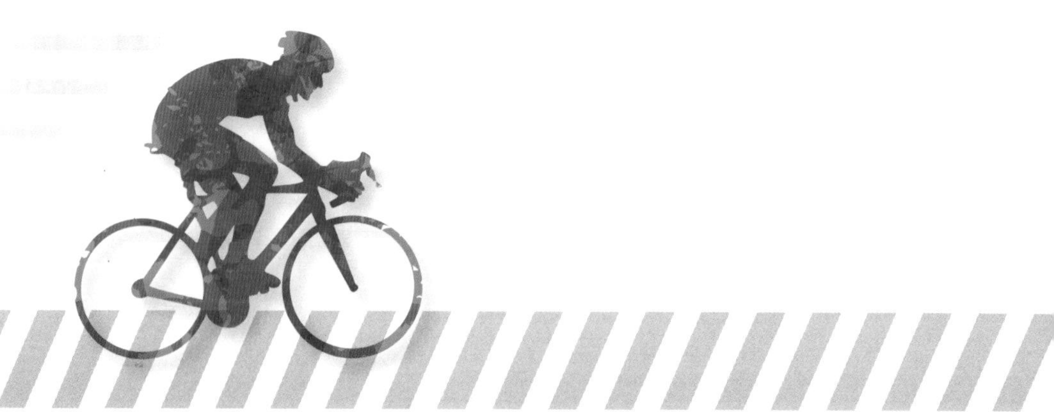

醫護鐵人承接政府相關計劃及相關獎項

補助機關	計劃名稱	執行期間	計劃摘要說明	成果介紹
教育部體育署	騎鐵馬遊台灣——十大經典自行車路線體驗認證	2016/12/2～2017/2/25	藉由本計劃帶領民眾深度騎行，體驗台灣讓世界驚豔的自行車道。	由醫護鐵人帶領上百名市民大眾一起體驗「台東池上大坡池（浮圳環線）暨藍線自行車道」、「南投集集綠色隧道暨環鎮自行車道」。
高雄市運動發展局	日本熊本馬拉松高雄海外賽事交流團	2017/1/31～2017/2/25	代表高雄市政府前往日本熊本，進行海外賽事交流參訪。	榮登日本當地專文報導及台灣新聞媒體報導，並獲得熊本市長接見。
經濟部國際貿易局及中華民國對外貿易發展協會	柏林馬拉松台灣精品代表隊	2018/7/13～2018/10/31	代表台灣前往德國柏林進行海外賽事交流參訪。	活動期間獲得海內外媒體超過50篇以上的報導，活動結束後更獲得今周刊專訪。

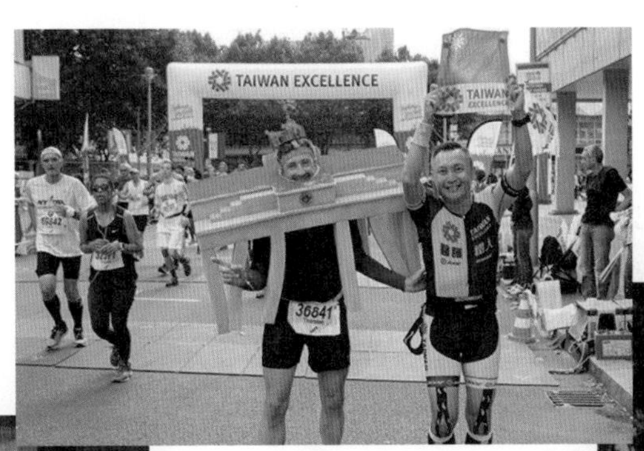

2018年醫護鐵人創辦人陳彥良（右）代表「台灣精品代表隊」出席柏林馬拉松，拿著國旗衝向終點一刻。

圖片來源：醫護鐵人提供

「騎鐵馬遊台灣——十大經典自行車路線體驗認證」啟動儀式，醫護鐵人（右一）榮獲代言人代表之一。

圖片來源：單車時代

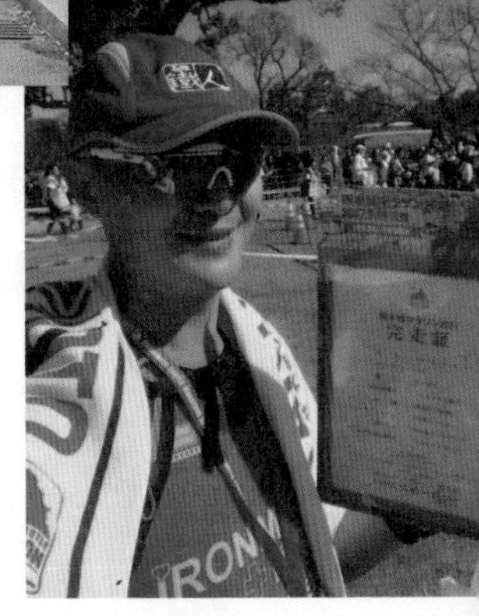

2017年醫護鐵人創辦人陳彥良代表高雄市至日本熊本馬拉松進行參賽交流。

圖片來源：醫護鐵人提供

補助機關	計劃名稱	執行期間	計劃摘要說明	成果介紹
高雄市運動發展局	日本千葉東京灣跨海大橋馬拉松海外賽事交流團	2018/9/31～2018/10/25	代表高雄市政府前往日本千葉縣進行海外賽事交流參訪。	順利完成任務並獲得日本當地專文報導及台灣新聞媒體報導。與日本千葉縣政府單位就體育文化進一步交流。
教育部體育署	107年運動i愛灣運動熱區計劃	2018/3/20～2018/10/20	開辦醫護鐵人學校在高雄市澄清湖區域帶領市民進行，以鐵人三項運動內容為主題提供耐力型運動訓練。	培訓超過百民市民並獲得超過數十篇的媒體報導。
教育部體育署	108年運動i愛灣運動熱區計劃	2019/2/20～2019/11/20	開辦醫護鐵人學校在高雄市高雄鳳山運動園區帶領市民進行，以鐵人三項運動內容為主題提供耐力型運動訓練。	期間培訓超過百民市民並獲得超過數十篇的媒體報導。

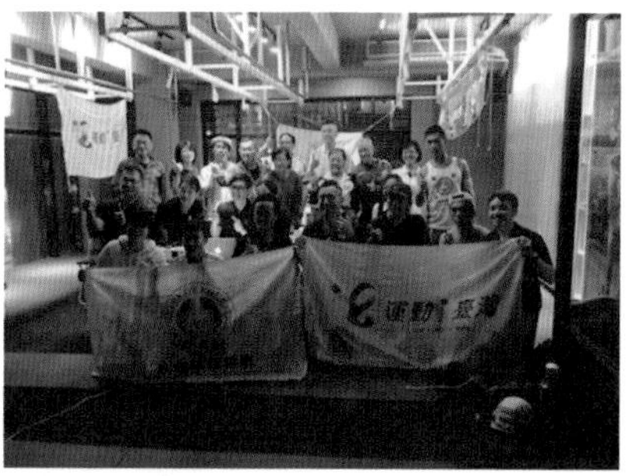

2019運動熱區計劃醫護鐵人學校第三屆第一期教官與學員在277自轉車高雄店進行開學典禮。
圖片來源：醫護鐵人提供

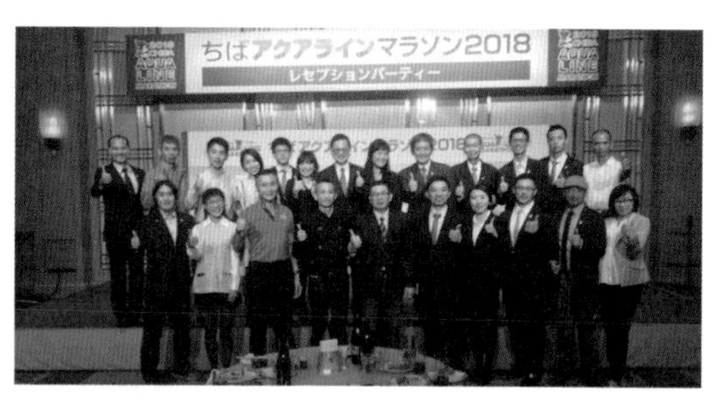

2018年千葉東京灣跨海大橋馬拉松日本與台灣代表合照。
圖片來源：醫護鐵人提供

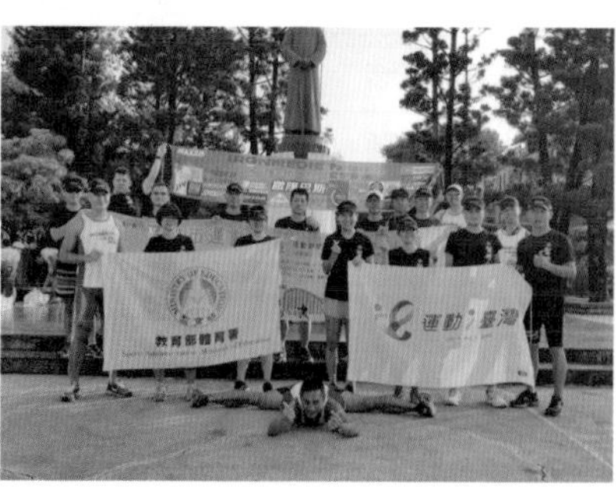

2018運動熱區計劃醫護鐵人學校第二屆教官與學員於高雄市澄清湖。
圖片來源：醫護鐵人提供

補助機關	計劃名稱	執行期間	計劃摘要說明	成果介紹
高雄市運動發展局	日本熊本馬拉松高雄海外賽事交流團	2019/2/20	代表高雄市政府前往日本熊本，進行海外賽事交流參訪。	代表台灣前往海外交流並獲得超過數十篇的媒體報導，並獲得當地媒體翻譯報導。
高雄市運動發展局	日本田澤湖馬拉松高雄海外賽事交流團	2019/9/15～2019/9/25	代表高雄市政府前往日本秋田縣仙北市，進行海外賽事交流參訪。	代表台灣前往海外交流並獲得超過數十篇的媒體報導。
高雄市運動發展局	日本京都高雄高山馬拉松海外賽事交流團	2019/11/27～2019/12/5	代表高雄市政府前往日本京都，進行海外賽事交流參訪。	代表台灣前往海外交流。
教育部體育署	我是運動創業家	2020/02/24～2020/08/07	共有上百家新創運動公司參加活動中的社會創新組及商業營運組的競賽。	醫護鐵人獲得我是運動創業家社會創新組第二名

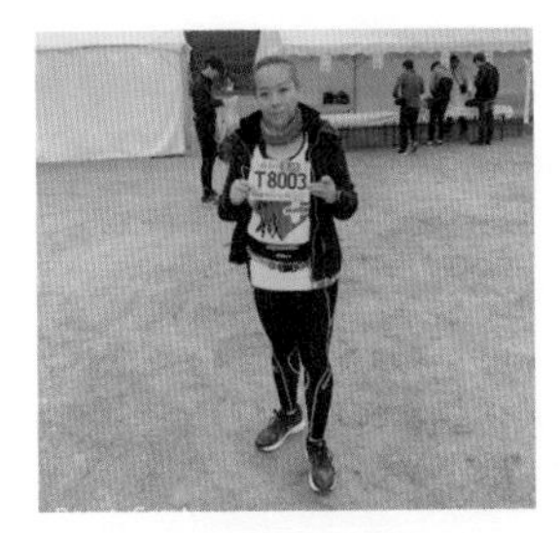

代表高雄市政府前往日本京都高雄，進行海外賽事交流參訪。

圖片來源：醫護鐵人嚴玉庭提供

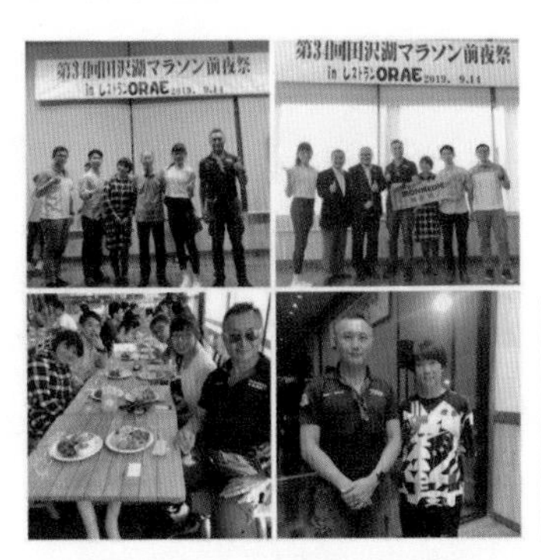

2018年醫護鐵人、高雄市代表、仙北市市長、議長、馬拉松主辦顧問及創辦元老合影。

圖片來源：醫護鐵人提供

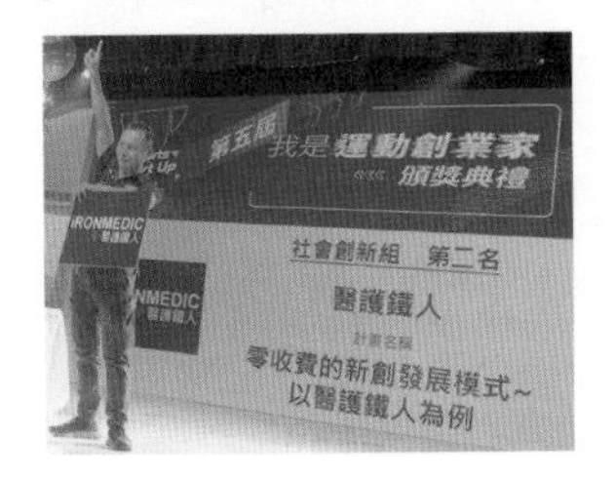

作者參加「我是運動創業家」頒獎典禮。

圖片來源：醫護鐵人提供

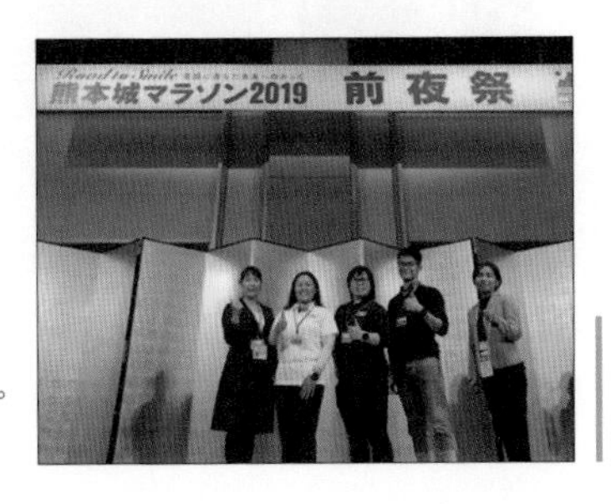

醫護鐵人與日本熊本馬拉松官方接待於選手晚宴。

圖片來源：醫護鐵人提供

EPILOGUE
後記

陳彥良
本書作者

一路走來我總是在挑戰自己極限，越是不熟悉越是想盡力去完成，從沒有運動習慣的我到完成鐵人三項、滑水跳台、射箭、重機、飛行傘、衝浪、創業、全英語教學、電視專訪甚至寫作，我努力解鎖成就讓自己活出味道，記錄人生精彩的每一頁。

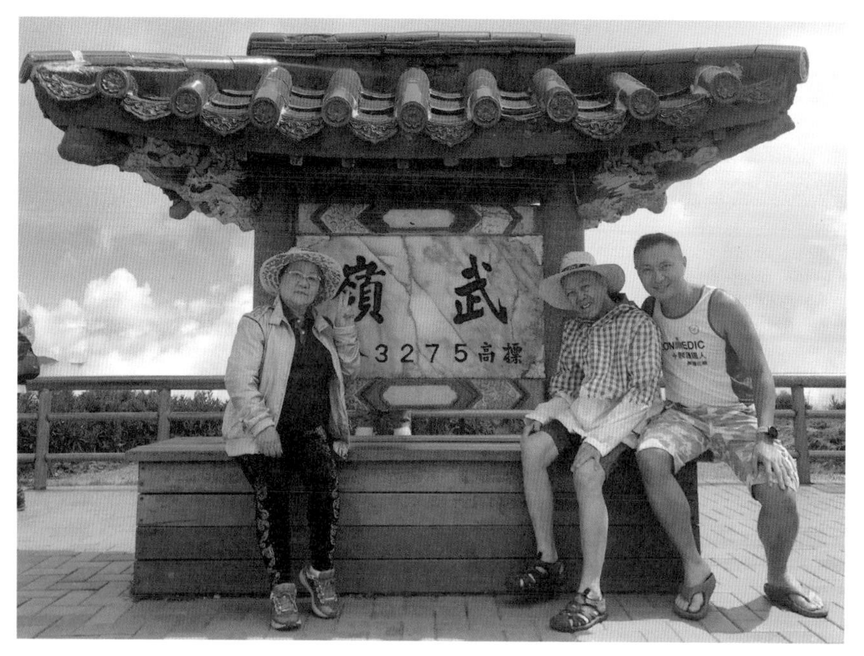

筆者與父母在2019年合歡山武嶺

圖片來源：筆者自行提供

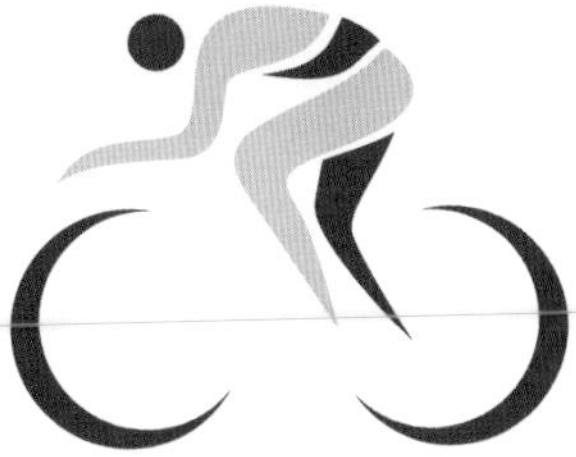

所謂立論著書、嘉惠眾人，早在十多年前我就想寫一本書，當時純粹只是想分享自己在專業上的見解及幫自己在世間留下一個好名，卻因緣際會一直未能如願；碰巧2020年新冠肺炎期間，因為全民防疫，幾乎所有賽事跟活動都取消了，所以讓我有餘裕一鼓作氣完成本書。一開始的構想是想透過蒐集醫護鐵人們以及我過往的參賽紀實文字來進行創作，但考慮到出版程序及對賽事資訊時效性，最後由我擔任本書主筆，為了完善內容中關於專業醫護及運動安全部分，特別感謝醫護鐵人執行長劉奕醫師、知識長洪緯欣醫師、財務長許滋育、法務長林健鴻、護法使吳秋萍、賽事督導戴唯恩、賽事總監呂櫟晉、藝術總監袁宜如及醫護鐵人們給予建議及行動支持。過程中，釀出版（秀威資訊）的夥伴們不遺餘力的協助讓本書順利出版。

至於本書出版最大的推手則是易飛網營運長張仕賢，從我研究所在學時期甚至到第一張大學講師證與生平第一本書都是在他照顧下順利完成，讓我也得以將所學所聞用多種的管道與方式傳遞給社會大眾。

最後，本書謹獻給生我育我養我的父母，因為有你們讓我有機會創立醫護鐵人，幫助更多的人。

國家圖書館出版品預行編目

醫護鐵人台灣經典賽事全攻略：知名路跑、馬拉松、自行車、越野賽、長泳、鐵人三項耐力型賽事運動防護重點解析 / 陳彥良著. -- 一版. -- 臺北市：釀出版, 2020.09
面； 公分
BOD版
ISBN 978-986-445-411-2(平裝)

1. 運動傷害 2. 運動醫學

416.69 09010927

釀生活28 PE0180

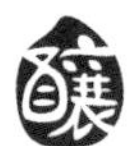

醫護鐵人台灣經典賽事全攻略

——知名路跑、馬拉松、自行車、越野賽、長泳、鐵人三項耐力型賽事運動防護重點解析

作　　者　陳彥良
責任編輯　鄭伊庭
封面設計　王嵩賀

出版策劃　釀出版
製作發行　秀威資訊科技股份有限公司
114 台北市內湖區瑞光路76巷65號1樓
電話：+886-2-2796-3638　傳真：+886-2-2796-1377
服務信箱：service@showwe.com.tw
http://www.showwe.com.tw
郵政劃撥　19563868　戶名：秀威資訊科技股份有限公司
展售門市　國家書店【松江門市】
104 台北市中山區松江路209號1樓
電話：+886-2-2518-0207　傳真：+886-2-2518-0778
網路訂購　秀威網路書店：https://store.showwe.tw
國家網路書店：https://www.govbooks.com.tw
法律顧問　毛國樑　律師
總 經 銷　聯合發行股份有限公司
231新北市新店區寶橋路235巷6弄6號4F
電話：+886-2-2917-8022　傳真：+886-2-2915-6275

出版日期　2020年9月　BOD一版
定　　價　350元

Printed in Taiwan

讀者回函卡

感謝您購買本書，為提升服務品質，請填妥以下資料，將讀者回函卡直接寄回或傳真本公司，收到您的寶貴意見後，我們會收藏記錄及檢討，謝謝！

如您需要了解本公司最新出版書目、購書優惠或企劃活動，歡迎您上網查詢或下載相關資料：http:// www.showwe.com.tw

您購買的書名：________________________________

出生日期：________年________月________日

學歷：□高中（含）以下　□大專　□研究所（含）以上

職業：□製造業　□金融業　□資訊業　□軍警　□傳播業　□自由業

□服務業　□公務員　□教職　□學生　□家管　□其它_____

購書地點：□網路書店　□實體書店　□書展　□郵購　□贈閱　□其他

您從何得知本書的消息？

□網路書店　□實體書店　□網路搜尋　□電子報　□書訊　□雜誌

□傳播媒體　□親友推薦　□網站推薦　□部落格　□其他__________

您對本書的評價：（請填代號　1.非常滿意　2.滿意　3.尚可　4.再改進）

封面設計____　版面編排____　內容____　文／譯筆____　價格____

讀完書後您覺得：

□很有收穫　□有收穫　□收穫不多　□沒收穫

對我們的建議：________________________________

____

____

____

請貼
郵票

11466
台北市內湖區瑞光路 76 巷 65 號 1 樓

秀威資訊科技股份有限公司 收

BOD 數位出版事業部

....

（請沿線對折寄回，謝謝！）

姓　　名：________________ 年齡：________ 性別：□女　□男

郵遞區號：□□□□□

地　　址：____

聯絡電話：（日）________________（夜）________________

E-mail：____

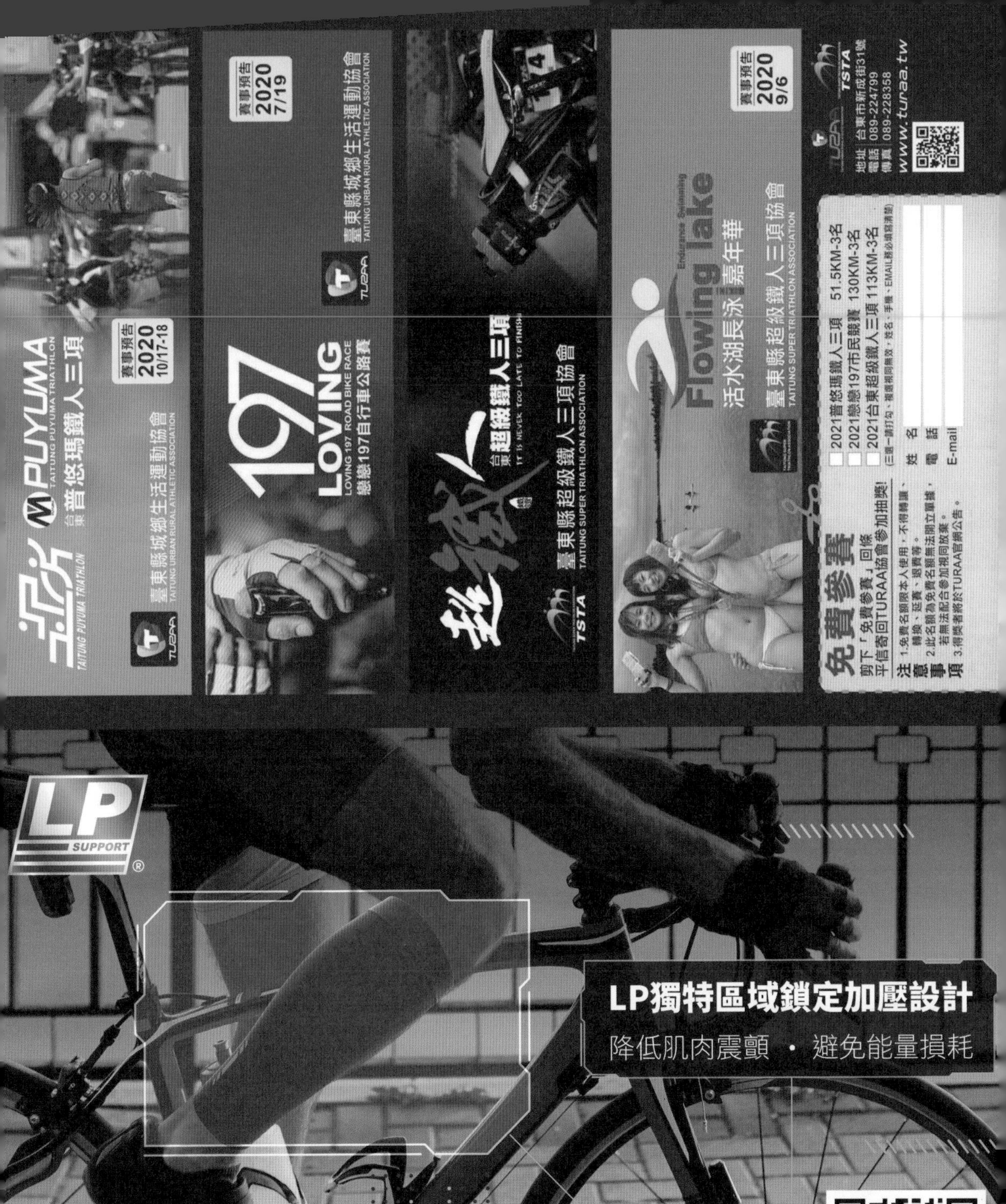

TAITUNG PUYUMA TRIATHLON
PUYUMA
台東普悠瑪鐵人三項
賽事預告
2020
10/17-18
臺東縣城鄉生活運動協會
TAITUNG URBAN RURAL ATHLETIC ASSOCIATION
賽事預告
2020
7/19
197
LOVING
LOVING 197 ROAD BIKE RACE
戀戀197自行車公路賽
台東超級鐵人三項
IT IS NEVER TOO LATE TO FINISH
臺東縣超級鐵人三項協會
TAITUNG SUPER TRIATHLON ASSOCIATION
TSTA
Flowing lake
活水湖長泳嘉年華
賽事預告
2020
9/6
免費參賽
剪下「免費參賽」回條平信寄回TURAA協會參加抽獎!
2021普悠瑪鐵人三項 51.5KM-3名
2021戀197市民競賽 130KM-3名
2021台東超級鐵人三項 113KM-3名
姓名
電話
E-mail
地址 台東市新成街31號
電話 089-224799
傳真 089-228358
www.turaa.tw
LP
SUPPORT
®
LP獨特區域鎖定加壓設計
降低肌肉震顫 ‧ 避免能量損耗
美國專業運動防護品牌
2020/12/31前結帳輸入代碼
【LPIRON】享品牌網路門市
8折

優惠

掃描QR CODE
看更多訊息